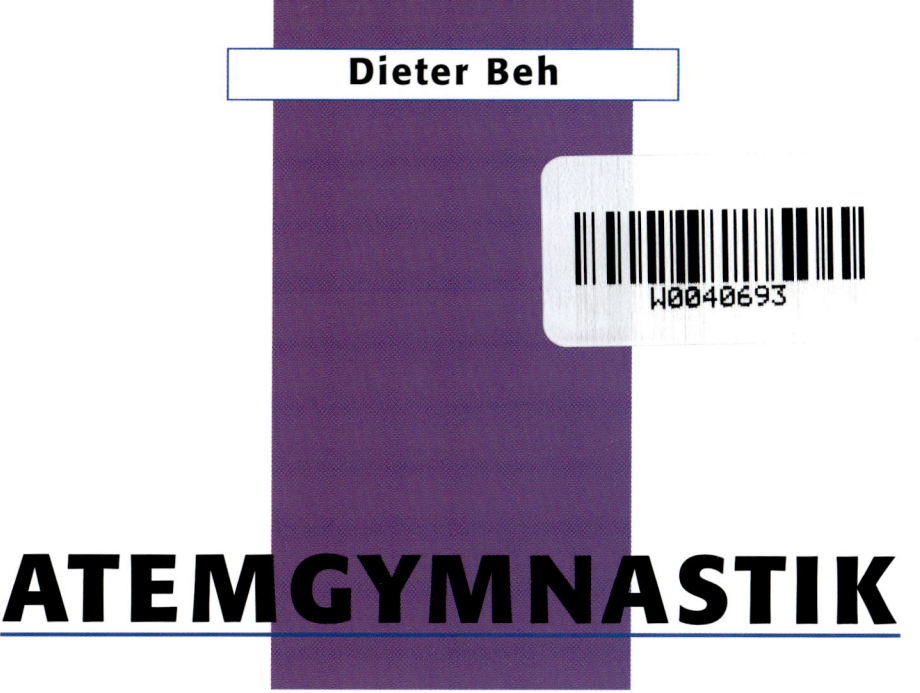

Dieter Beh

ATEMGYMNASTIK

Bewusst atmen – entspannt leben
Übungsprogramme für Stressabbau
und Körperwahrnehmung

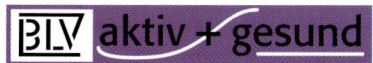

BLV aktiv + gesund

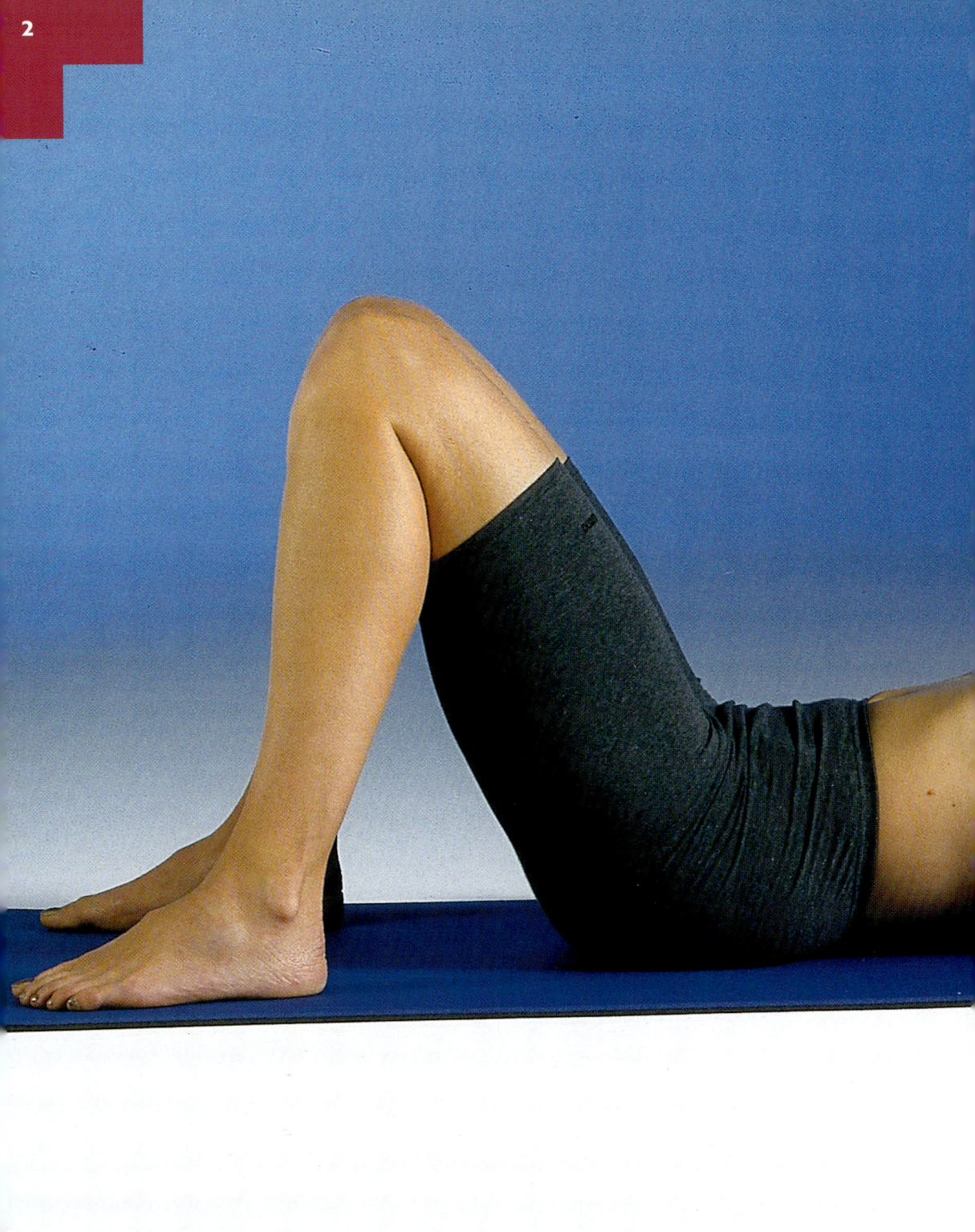

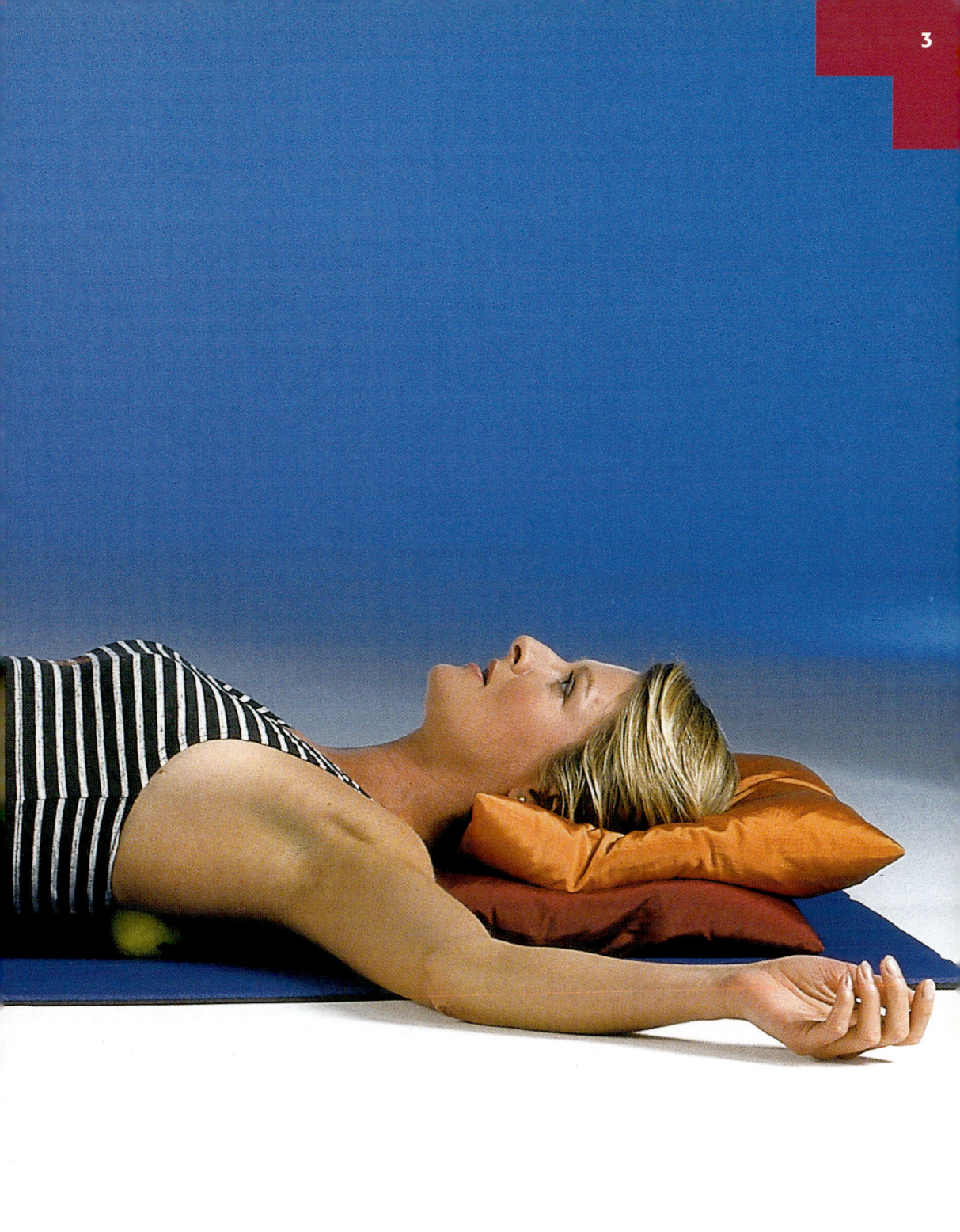

Die Deutsche Bibliothek –
CIP-Einheitsaufnahme

Atemgymnastik : bewusst atmen –
entspannt leben ;
Übungsprogramme für Stressabbau und
Körperwahrnehmung / Dieter Beh. [Fotos:
Ulli Seer]. – München ; Wien ; Zürich :
BLV, 1999
    (BLV aktiv & gesund)
    ISBN 3-405-15541-X

Demonstration der Übungen:
Eva Mend · Dieter Beh

Bildnachweis
Titelfoto: Ulli Seer
Fotos: Ulli Seer
Satz & Layout: Atelier Steinbicker, München
Umschlaggestaltung: Atelier Steinbicker
Lektorat: Karin Steinbach
Herstellung: Manfred Sinicki

Dieter Beh,
Jahrgang 1959, ist Diplomsportlehrer
mit der Fachrichtung Rehabilitations-
und Behindertensport. Durch Zusatzqua-
lifikationen wie »Der erfahrene Atem«
nach Middendorf und eine Ausbildung
als Tai-Chi-Lehrer bei Klaus Moegling
spezialisierte er sich auf den Atembe-
reich. Seit 1987 arbeitet er mit verschiedenen atemtherapeutischen Gruppen
und hat an mehreren Publikationen
zur Atemgymnastik mitgewirkt. Dieter
Beh ist stellvertretender Leiter des
Therapeutischen Bewegungszentrums
der Waldburg-Zeil Kliniken in Isny-
Neutrauchburg.

**BLV Verlagsgesellschaft mbH
München Wien Zürich
80797 München**

© BLV Verlagsgesellschaft mbH,
München 1999

Druck und Bindung: Freiburger Grafische
Betriebe, Freiburg i. Br.

Gedruckt auf chlorfrei gebleichtem Papier

Printed in Germany · ISBN 3-405-15541-X

5

Inhalt

Für meine Familie,
die sehr oft einen langen Atem braucht,
wenn sie mir viel Luft lässt.

Vorwort

»Wer sich über Leistung definiert, wird nie erleben, dass es genug ist, und der Weg zum gesunden Gleichgewicht bleibt dann vielleicht für immer verborgen!«

In einer Welt, deren Globalisierungsstreben, in einer Zeit, deren Kurzlebigkeit und in einer Gesellschaft, deren Computer- und Konsumhörigkeit unser tägliches Tun und Handeln mehr und mehr bestimmen, ist es wohltuend, das vorliegende Buch von Dieter Beh als hoffnungsvollen Leitfaden zu nutzen, um dem Eingangszitat zu begegnen und dem »Weniger an Atemholen« und »Mehr an gleichgewichtigem, persönlichem Wohlbefinden« abzugewinnen. In Ergänzung zu der in Fachkreisen anerkannten Atemliteratur von EHRENBERG, MIDDENDORF, SCHAARSCHUCH, SCHMITT u. a., die sich ausführlich der Physiologie und Funktionsweise des menschlichen Atmungssystems und seiner therapeutischen Möglichkeiten zuwenden, findet der Leser dieses Buches eine nahezu ideale Symbiose von leicht verständlichen Kurzinformationen zum Atem und integrierten praktischen Übungsbeispielen. Wenn dabei die Intention des Autors, auf die Alltagsbedürfnisse des Übenden direkt eingehen zu wollen, vom Leser nicht nur verstanden, sondern auch erspürt und gelebt werden kann, ist

das umfangreiche atemgymnastische Übungsprogramm ein natürlicher, von Medizinapparaten und zusätzlichen Geldausgaben unabhängiger Weg zum gesunden Gleichgewicht.

Als Sportpädagoge, der über 25 Jahre lang im ambulanten und stationären Klinikbereich Menschen in Ausdauer-, Gymnastik- und Spielsportprogrammen betreuen und begleiten durfte, freue ich mich ganz besonders, dass es Dieter Beh mit seinem Werk gelungen ist, den für jede körperliche Sport-, Alltags- und Lebensbelastung notwendigen langen Atem nicht nur auf zahlenmäßige Leistungsparameter zu reduzieren, sondern diesen auch als Lebenshilfe für die persönliche Ausgeglichenheit vorzustellen und anzubieten.

Gerade deshalb kann ich allen an der Gesundheit interessierten Bewegungsfachkräften wie auch allen bewegungsbewussten Menschen die vorliegende Atemgymnastik einerseits als wichtige Informationsquelle und andererseits als praktisches Basisprogramm im Alltag empfehlen.

Wolf-Dieter Fischer
Leiter des Therapeutischen
Bewegungszentrums
der Waldburg-Zeil Kliniken
in Isny-Neutrauchburg

Einführung

»Es ist leicht, doch ist das Leichte schwer« – dieses Zitat von Johann Wolfgang von Goethe findet sich in der »Atemheilkunst« wieder und umschreibt treffend das Atemerleben vieler Menschen im Alltag und in der atemtherapeutischen Auseinandersetzung mit dem Thema. Der gegenwärtige Alltag hinterlässt auch im Atem seine Spuren, anfangs vielfach unbemerkt, plötzlich konfrontativ mit massiven Einschränkungen im persönlichen Wohlbefinden. Erst in Gesprächen oder über kleine Übungssequenzen erkennen Patienten atemrelevante Zusammenhänge und Beziehungen.

Das vorliegende Buch möchte gemäß einem Vermittlungsdreischritt »Bewegung bewusst machen, Bewegung beschreiben, Bewegung beibehalten/verändern« – Ihnen Ihren Atem etwas näher bringen. Dabei steht nicht nur das reine Üben und Trainieren im Vordergrund. Vielmehr soll das achtsame Erleben und Wahrnehmen betont werden. Das Buch möchte Sie dazu bewegen, auszuprobieren und zu reflektieren, nach- und umzudenken, kurz: etwas aufmerksamer mit sich umzugehen. Aus diesem Grund ist die Form etwas freier gestaltet, um ausreichend Platz und Zeit zum Üben und zum Spüren zu haben. Die Anrede wurde bewusst persönlich gehalten, da es nicht um irgendeinen Atem geht – es geht um Ihren Atem. Es ist nicht eine allgemeine Wahrnehmung, es ist Ihre ganz persönliche. Die Übungsauswahl wurde gezielt auf ein Minimum beschränkt, da Atemarbeit sich nicht über die Masse definiert, sondern über die Achtsamkeit des Tuns.

Bedanken möchte ich mich besonders bei Herrn U. Seeck, der mir den atemtherapeutischen Weg eröffnet hat, Herrn Dr. E. Weingart für seine kreativen und medizinischen Hinweise und bei Herrn W. D. Fischer, der als Leiter des Therapeutischen Bewegungszentrums der Waldburg-Zeil Kliniken es mir ermöglicht hat, eigene Wege zu finden und zu gehen. Das Buch wäre in dieser Form nicht entstanden, wenn nicht die vielen Patientinnen und Patienten in den Einführungsveranstaltungen zur Atemtherapie offen ihre Bedürfnisse zum Ausdruck gebracht und in den zahlreichen therapiebegleitenden Gesprächsphasen ehrlich ihre Wahrnehmungen und Befindlichkeitsveränderungen geschildert hätten. Deswegen gilt ihnen auch ein besonderes Dankeschön.

Grundgedanken

Schließen Sie für kurze Zeit nochmals das Buch und überlegen Sie, was Ihnen spontan zum Thema Natur einfällt.

Sind Ihnen auch Gedanken und Bilder von Bäumen und Wäldern, Flüssen und Seen, Bergen und dem Meer in den Sinn gekommen?

Viele verbinden mit Natur alles, was uns umgibt, was uns Freude bereitet und was wir als schützenswert erachten, weil es uns gut tut. Die wenigsten beziehen sich bzw. ihren Körper in diese Überlegungen mit ein. Ist der Körper nicht auch ein kleines Stück Natur, ein »Ökosystem«?

In diesem System Mensch finden sich mehrere »Biotope«, die ineinander greifen und für einen ungestörten, synchron harmonischen Ablauf der Körperfunktionen sorgen. Bei genauer Betrachtung erfolgt diese Feinabstimmung immer im Einklang und unter Mitwirkung der äußeren Natur, z. B. Lichtreizen, Tages- und Jahreszeiten. Nichtbeachtung der rhythmischen Zeitstrukturen, Reizüberflutung von außen und innen und/oder kurzfristig massive

Schädigungen stören das biologische Gleichgewicht des Systems Mensch:
- Am Stütz- und Bewegungsapparat treten Funktionsstörungen auf,
- die Belastbarkeit des Herz-Kreislauf-Systems wird herabgesetzt,
- das Immunsystem wird geschwächt,
- die psychischen Kraftquellen werden aufgebraucht und
- die Atmung verläuft flach, kurz und unrhythmisch.

Bei sorgfältiger Beobachtung kann gerade der Atem eine wichtige Doppelfunktion übernehmen. Er ist zugleich Störungsmelde- und -ausgleichssystem. Sämtliche positiven und negativen Einflüsse auf den Organismus lösen auch eine dementsprechende Atemreaktion aus. Der Atem wird zum Spiegelbild der Befindlichkeit.

Gleichwohl ermöglicht eine systematische Atemarbeit eine zumindest kurzfristig günstige Beeinflussung gestörter Systeme und körpereigener Rhythmen. Überdauernde Änderungen können sich nur über komplexe Veränderungen im Lebensstil einstellen und halten.

Bringen Sie Ihrem Körper den gleichen Respekt und dieselbe Pflege wie der künstlichen und natürlichen Umwelt entgegen. Sie werden erleben: Er erholt sich und blüht wieder auf.

Körperwahrnehmung – Basis für eigene Gesundheitsverantwortung

In der gegenwärtigen Diskussion über die Kosten im Gesundheitssystem wird in regelmäßigen Abständen mehr Eigenverantwortung des Einzelnen für die Gesundheit gefordert. Selbstverantwortliches Handeln setzt aber voraus, dass

- Belastungen und Zusammenhänge erkannt und wahrgenommen werden,
- Gegenstrategien beherrscht werden,
- Umsetzungsmöglichkeiten gewährleistet sind,
- Basiswissen vorhanden ist.

Sämtliche Begleiterscheinungen der modernen Gesellschaft führen zu einer Funktionalisierung des Körpers. Nur Leistung und reibungsloses Funktionieren zählen. Die Identität des Einzelnen, seine sozialen Kontakte und biologischen Rhythmen werden durch die Betonung besonderer körperlichmentaler Eigenschaften, wie etwa dynamisch-kreativ, und einseitig bestehende Sozialbeziehungen in den Hintergrund gedrängt. Immer weniger Menschen trauen sich, ihre grundlegenden emotionalen Regungen wie Freude und Trauer, Lachen und Weinen, Wut und Angst offen auszuleben. Ähnlich verhält es sich mit spontanen Körperbedürfnissen.
Es ist bedrückend, wie leicht der Mensch den Kontakt zu elementarsten Dingen und damit zu sich selbst verliert. Für die Wahrnehmung der Reaktionen und Signale des Körpers besteht wenig Raum und Zeit. Sie werden verdrängt

und letztlich zur Gewohnheit. Erst wenn im Verlauf dieser »Entkörperlichung« Phänomene und Störungen auftreten, die das seelische Wohlbefinden und die körperliche Gesundheit des Einzelnen spürbar beeinträchtigen, beginnt die Suche nach dem Weg aus der Krise.
Im Rahmen zeitgemäßer Therapie- und Gesundheitsbildungskonzepte hat deshalb inzwischen die Ebene des Fühlens und Erlebens einen deutlich höheren Stellenwert erreicht wie noch vor Jahren. Nur wenn es dem Einzelnen wieder gelingt wahrzunehmen, welche Wechselwirkungen zwischen der inneren und äußeren Welt entstehen, kann sich gesundheitsgerechtes Verhalten durchsetzen. Erst wenn dieses persönliche Wechselspiel bekannt ist, können in einem nächsten Schritt gesundheitsunterstützende Strategien und Methoden gesucht werden. Im Sinne der Akzeptanz dürfen dabei die persönlichen Bedürfnisse nicht vernachlässigt werden.

Das Zusammenspiel von theoretischer Information und praktischem Selbsterleben führt zur Bewusstmachung von Bewegungsformen und des eigenen Selbst.

Eine der zentralen Körperfunktionen ist der menschliche Atem, zugleich auch diejenige, an die sich das Individuum mit am schnellsten gewöhnt. Die Atmung läuft primär unwillkürlich ab und entzieht sich somit der bewussten

Aufmerksamkeit und Auseinandersetzung. Daher fallen Antworten auf die folgenden Fragen eher kurz und unpersönlich aus:

- Welche Bedeutung hat der Atem für mich?
- Wie zufrieden bin ich mit meiner Atmung?
- Wie sind meine Atemwege und -organe aufgebaut und wie funktionieren sie?
- Wie reagiert meine Atmung auf körperliche und seelische Belastungen?
- Wie verhält sich der Atem bei Bewegung, bei verschiedenen Positionsveränderungen und unter muskulärer Spannung?

Standardfeststellung ist die fehlende Bauchatmung, da »man« vom Arzt gehört hat, dass die Atmung zu flach ist. Auch der Wunsch nach einer richtigen Atmung steht vielfach im Vordergrund, ohne konkrete Vorstellung, wie diese auszusehen hat und zu bewerkstelligen ist.

Die dargestellten Gedanken und Übungen sollen Sie zu einem aufmerksamen Umgang mit dem Atem anleiten, um

- Körperbewusstsein zu schaffen,
- Zusammenhänge besser zu verstehen,
- Sensibilität für die eigenen Bedürfnisse herzustellen,
- die allgemeine Belastbarkeit zu verbessern,
- Wohlbefinden wiederzugewinnen.

Lassen Sie Erfahrungen zu, es sind Ihre eigenen.
Vertrauen Sie auf Ihre intuitiven Bewegungsbedürfnisse – sie sind nicht falsch.

Aufbau und Funktion der Atemorgane

Was Sie über die Atemorgane wissen müssen

Körperwahrnehmungsübung

Wie atmen Sie im Moment? Ruhig oder hektisch, flach oder tief? Wie strömt der Atem durch die Nase ein, wie wieder aus? Sind beide Nasenöffnungen gleichermaßen beteiligt?

Atmen ist für uns Menschen ein lebensbegleitender und lebenswichtiger Vorgang, aber was wissen wir eigentlich darüber?

Der Mensch atmet von Geburt an, ohne dass es ihm gezeigt und beigebracht werden muss, durch die Nase (nicht, wie vielfach angenommen, durch die Nase ein und den Mund aus). Nur bei Störungen in den oberen Atemwegen – durch Schnupfen oder Verkrümmung der Nasenscheidewand – und vielfach bei erhöhten körperlichen Belastungen ersetzt eine reine Mundatmung die natürliche Nasenatmung.

Die Nasenatmung verläuft in einem rhythmischen Seitenwechsel. Chronobiologische Untersuchungen konnten belegen, dass alle acht Stunden ein Seitenwechsel stattfindet. 80 Prozent der Gesamtmenge wird dann durch ein Nasenloch eingeatmet.

Welche Bedeutung hat die Nasenatmung?

Neben dem Geruchssinn besitzt die Nase noch weitere wichtige Aufgaben, die teilweise elementare Bedeutung für das Gesamtatemgeschehen haben:

- Reinigung
- Befeuchtung
- Erwärmung
- physiologische Stenose (Verengung)
- Atemsteuerung

Im Bereich der unteren und mittleren Nasengänge befinden sich muschelartige Bereiche, die reich mit Gefäßen und Drüsen besetzt sind. In dieser Muschelschleimhaut sind Schwellkörper untergebracht, die ein regelrechtes Erwärmungssystem für die einströmende Atemluft darstellen. Zusätzlich wird durch die entstehende Enge im Verbund mit den anderen Schleimhäuten ein Filtersystem geschaffen, welches Staubpartikel und Bakterien aus der Luft herausfiltert, sammelt und ausscheidet. Außerdem kommt es durch das feuchte Medium in den Becherzellen und den Nasendrüsen zu einer Sättigung der Atemluft mit Wasserdampf.

Reinigung, Erwärmung und Befeuchtung haben das Ziel, Reizzustände im Kehlkopf, in den tiefen Luftwegen und Lungenbläschen zu vermeiden. Über die Ausatemluft wird zum Teil wieder Wärme und Feuchtigkeit an die erwähnten Stellen in der Nasenschleimhaut zurückgegeben, um das feuchtwarme Medium aufrechtzuerhalten. Bei einer sehr trockenen Umgebungsluft oder einer Erkrankung des Systems reicht dieser Mechanismus nicht aus. Die Nasenschleimhaut trocknet aus und kann dadurch ihren Aufgaben, z. B. bei der Krankheitsabwehr, nicht mehr voll gerecht werden.

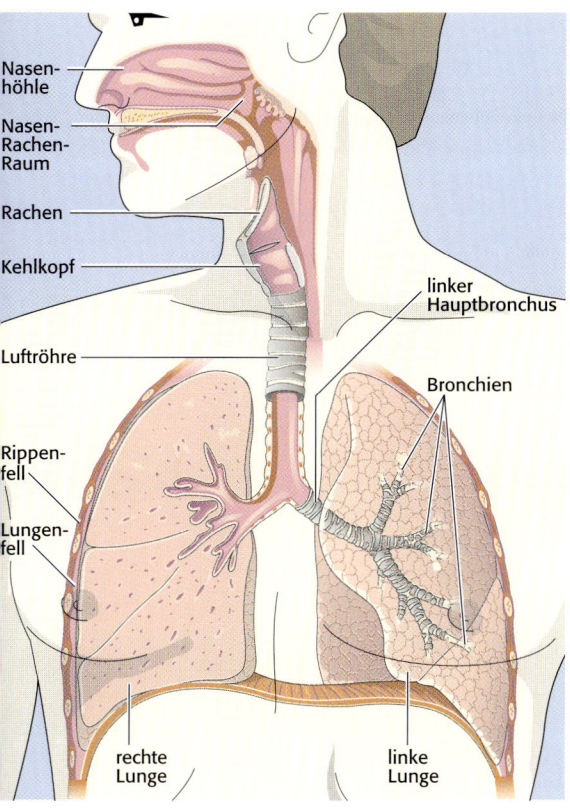

Nasen-
höhle

Nasen-
Rachen-
Raum

Rachen

Kehlkopf

linker
Hauptbronchus

Luftröhre

Bronchien

Rippen-
fell

Lungen-
fell

rechte
Lunge

linke
Lunge

Abb. 1
Aufbau der
Atemwege

Nasenhöhle befindet sich die »Riech-region« mit Millionen von kleinen Geruchsmeldern. Sie signalisieren auf direktem Wege dem Gehirn, welche Düfte und Gerüche in der näheren Umgebung vorherrschend sind, und lösen dementsprechende Atemreaktionen aus. Angenehme Düfte lösen eine tiefe, unangenehme eher eine flache, ober-flächliche Atemreaktion aus. Ebenso strahlen in das Flimmerepithel der Nase Nervenendigungen aus, die auch direkt vom Gehirn kommen und bei entsprechender Reizung durch den Luftstrom in der Nase eine reflektori-sche Feinabstimmung im Atemsystem bewirken.

Rachen und Kehlkopf bilden die Verbin-dung der oberen Atemwege mit der Luftröhre und den sich anschließenden Bronchiolen. Mit seinem komplexen Gefüge aus Knorpelplatten, Muskeln und Bändern ist der Kehlkopf verant-wortlich für die menschliche Stimm-bildung, indem Schwingungen der Stimmbänder zu Schwingungen der Luftsäule führen und beim Durchpres-sen der Ausatemluft durch die Stimm-ritze Töne erzeugt werden. Vokale wer-den dieser Form der Tonbildung zu-geschrieben; Konsonanten entstehen eher durch Geräusche, die von Lippen, Zunge und Gaumen erzeugt werden. Dieser Umstand wird vor allem in der Behandlung von Sprachstörungen aus-genutzt und therapeutisch eingesetzt.

Die physiologische Stenose umschreibt den Sachverhalt eines natürlichen Engpasses. Die Nasenöffnungen bieten im Vergleich zur Mundöffnung mehr Widerstand. Ein gesteigertes Aktivitäts-niveau vor allem im Zwerchfell ist die Folge und führt zu positiven Fernwir-kungen in Form:

- einer Unterstützung des venösen Rückflusses aus den Beinen
- einer verlängerten Einatemphase
- einem Spannungsaufbau in den muskulären Zwerchfellanteilen bei ausreichender Zwerchfellaktivität

Eine wesentliche Funktion der Nase wurde bisher nur kurz erwähnt, die für uns Menschen aber von alltäglicher, mitunter sinnlicher Bedeutung ist: Das Riechen. Unter dem Dach der

Körperwahrnehmungsübung

Stimmen Sie laut oder leise einen der Vokale a, e, i, o oder u an und zum Vergleich einen Konsonanten, beispiels-weise m, s. Worin besteht für Sie der Unterschied?
Zugleich können über den Kehlkopf mit Hilfe des Hustenreflexes Fremdkör-per mit sehr hohen Geschwindigkeiten explosionsartig herauskatapultiert

werden und gelangen so nicht in die weiterführenden Atemwege.

Ein weiterer Vorgang, der mit Hilfe der Stimmritze vollzogen werden kann, ist die Pressatmung. Dieses Phänomen tritt primär bei der Bewältigung größerer Belastungen sowohl im Alltag als auch im Rahmen sportlicher Aktivitäten auf. Über ein Verschließen der Stimmritze, das Anspannen von Muskeln, vor allem der Bauchmuskulatur, wird ein hoher Druck in Brust- und Bauchraum erzeugt. Die dadurch entstehende aufgeblähte, straffe Struktur sorgt für eine deutliche Entlastung der Wirbelsäule.

Für andere Körpersysteme bedeutet sie allerdings eher eine Belastung, denn:

- der venöse Rückstrom zum Herzen ist gehemmt,
- die Durchblutung der Lunge ist eingeschränkt,
- der Blutdruck steigt an,
- die Beckenbodenmuskulatur wird enorm belastet,
- der Druck auf die Rückenmarks-/Gehirnflüssigkeit nimmt zu.

Deshalb sollte das Pressatmungsmanöver – wenn überhaupt – nur ganz kurz andauern und im Bereich Gymnastik und Muskeltraining gänzlich vermieden werden.

> **Als Faustregel kann gelten: Die Belastung ist dann zu hoch, wenn sie nur mit Hilfe von Pressatmung bewältigt werden kann.**

Unterhalb des Kehlkopfes teilt sich die Luftröhre in die rechten und linken Stammbronchien, die sich im weiteren Verlauf immer mehr verzweigen, ähnlich den Ästen eines Baumes. Der Weg führt über immer kleinere Bronchiolen, die letztlich in den Lungenbläschen (Alveolen) enden.

Im Gegensatz zu den größeren Bronchien besitzen die kleinsten Bronchiolen keine festen, stützenden Strukturen mehr, sondern bestehen im Wesentlichen aus sogenannter glatter Muskulatur. Dadurch werden sie anfälliger für krankheitsbedingte Störungen, wie sie beim Asthma bronchiale in Form von Krampfanfällen mit deutlich eingeschränkter Atmung auftreten können.

Wie die Nase besitzen auch die Bronchien eine Schleimhaut, die mit einem dünnen Flüssigkeitsfilm überzogen ist, an dem Fremdkörper haften bleiben. Über den Hustenreflex oder einen mit einer Rolltreppe vergleichbaren Selbstreinigungsmechanismus, für den Flimmerhärchen verantwortlich sind, werden diese nach außen befördert.

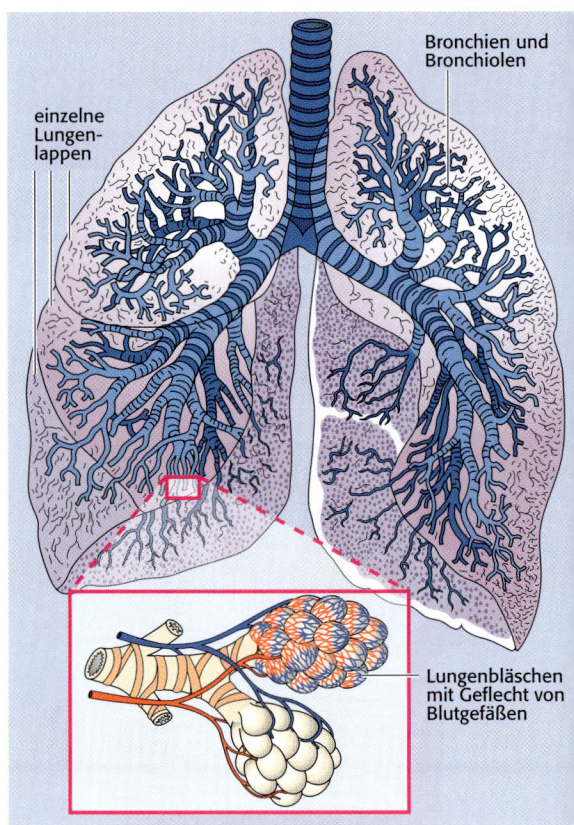

Abb. 2
Bronchialbaum m[...]
Lungenbläschen

Bronchien und Bronchiolen

einzelne Lungenlappen

Lungenbläschen mit Geflecht von Blutgefäßen

Die Bronchiolen enden in kleinen, sackförmigen Gebilden, den Lungenbläschen, die in ihrer Fläche etwa das 60fache der menschlichen Körperoberfläche ausmachen. Zentrale Funktion der Lungenbläschen ist die »innere Atmung«, der Gasaustauch, da hier die engste Kontaktstelle zwischen Atemluft und Blutgefäßen besteht. Vereinfacht dargestellt vollzieht sich der Gaswechsel nach folgendem Prinzip: Auf der einen Seite – in den Lungenbläschen – befindet sich mehr Sauerstoff, auf der anderen Seite – in den Blutgefäßen – mehr Kohlendioxid; nun erfolgt ein Ausgleich der unterschiedlichen Gaskonzentrationen über den Weg der Diffusion (Austausch) bis zu einem Angleichen der (Gasdruck-) Differenzen. Bei diesem Vorgang geht der Mensch sehr großzügig mit dem vorhandenen Sauerstoff um. Er nimmt nur ein Fünftel auf, die restlichen Anteile gelangen mit der Ausatemluft wieder nach außen.

Die gesamte Lunge ist umhüllt vom »Lungenfell«, welches über einen Flüssigkeitsspalt mit dem »Rippenfell« verbunden ist. Dadurch unterliegen die Lungen passiv allen Bewegungen des Brustkorbes.

Zahlen und Fakten zur Atmung

Lungenvolumen	3,5–5,5 l
davon rechte Lungenhälfte linke Lungenhälfte	60 % 40 %
Atemzugvolumen	0,3–0,5 l
Anzahl der Atemzüge in Ruhe	12–16
Lungenoberfläche = Gasaustauschfläche	60fache Körperoberfläche

Was Sie über die Atmung wissen sollten

Körperwahrnehmungsübung

Beobachten Sie Ihren Atem. Können Sie einen regelmäßigen, wiederkehrenden Ablauf wahrnehmen und erkennen? Schätzen Sie, wie viele Atemzüge Sie in einer Minute, während Sie diese Zeilen lesen, machen – ohne etwas an Ihrem Rhythmus zu ändern. Zählen Sie nun über den Zeitraum von einer Minute die Anzahl der Atemzüge (ein Atemzug = Ein- und Ausatmen). Einatmen – ausatmen – Pause: der biologische Ablauf des Atems, ein ultradianer (mittelwelliger) Rhythmus, der selbsttätig im Menschen angelegt ist. Ähnlich wie der Puls erreicht der Atemrhythmus tagsüber seinen Höhepunkt und im Verlauf des Schlafes seinen Tiefpunkt. Zwischen den beiden rhythmischen Funktionen Kreislauf und Atmung besteht aber noch eine engere Beziehung. 4:1 beträgt das Verhältnis von Puls- zu Atemfrequenz beim gesunden Menschen in Ruhe. Diese Koordination der Frequenzen, auch in anderen Bereichen, geschieht im Sinne der Ökonomie.

Darüber hinaus kommt es allerdings, für jeden Einzelnen deutlich spürbar, zu situationsangepassten Veränderungen, die sich auf den Atemrhythmus, die Atemtiefe und die Atemfrequenz auswirken. Bei ausführlicher Betrachtung sind an der Atemregulation eine Vielzahl von Regelsystemen und Einflussfaktoren beteiligt, wobei einige wenige von Bedeutung sind (Abb. 3). Prinzipiell erfolgt die Steuerung über Chemorezeptoren, die den Kohlendioxid- und Sauerstoffgehalt im Blut messen und bei Bedarf eine Veränderung der Atemfrequenz auslösen. Weiterhin ermitteln Rezeptoren in den Lungenbläschen den Dehnungszustand der Lunge, um von Ein- auf Ausatmung umzuschalten. Gefühle und Gedanken beeinflussen über das vegetative Nervensystem die Feinabstimmung der Atmung. Nicht zu vergessen sind der Einfluss von Schmerzen, aber auch

den für die Ein- und Ausatmung notwendigen Nervenbahnen kommt es zu einer Kontraktion der beteiligten Atemmuskulatur. Im Prinzip besteht diese Atemmuskulatur aus zwei Muskelgruppen:

- Einatemmuskulatur
- Ausatemmuskulatur

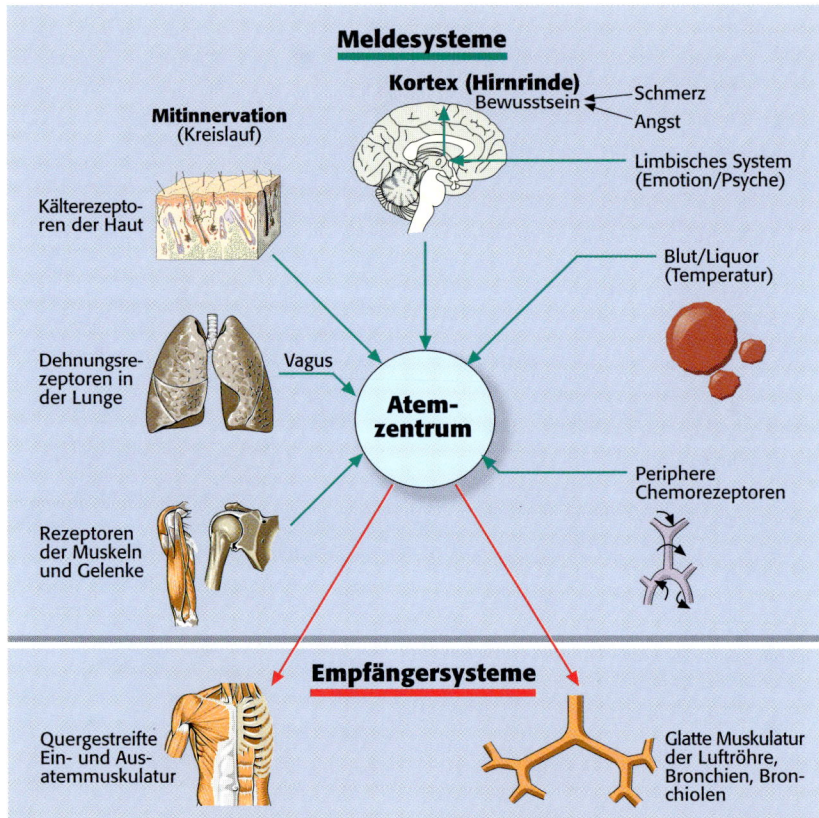

Abb. 3
Die Steuerung der Atmung

Medikamenten. Schmerzen verursachen unwillkürlich auch muskuläre Spannungen, die den harmonischen Atemablauf stören.

Impulse, die aus den gelieferten Informationen den jeweiligen Atemrhythmus entstehen lassen, kommen vom vegetativen Atemzentrum im verlängerten Mark. Über entsprechende Reize auf

Als wichtigster Einatemmuskel wird das Zwerchfell (Diaphragma) angesehen. Beim Zwerchfell handelt es sich um eine bis zu 5 mm dicke Muskel-Sehnen-Platte, die quer im Rumpf, an Brustbein, Rippen und Lendenwirbelsäule befestigt ist und die Form einer Doppelkuppel besitzt. Kommt vom Atemzentrum der Impuls zum Einatmen, zieht sich das Zwerchfell zusammen und bewegt sich Richtung Becken, bei ruhiger Atmung 1–2 cm, bei tiefer Atmung bis zu 10 cm. Das gleichbleibende Raumangebot im Brustkorb vergrößert sich, es entsteht ein Unterdruck und die Luft strömt ein (Abb. 4). Entspannt sich das Zwerchfell wieder, wölbt sich die Muskel-Sehnen-Platte wieder nach oben, es entsteht ein Überdruck und die Luft wird herausbefördert. Mit jedem Atemzug werden so 0,3–0,5 Liter Atemluft ausgetauscht.

b. 4
ustkorb und
erchfell

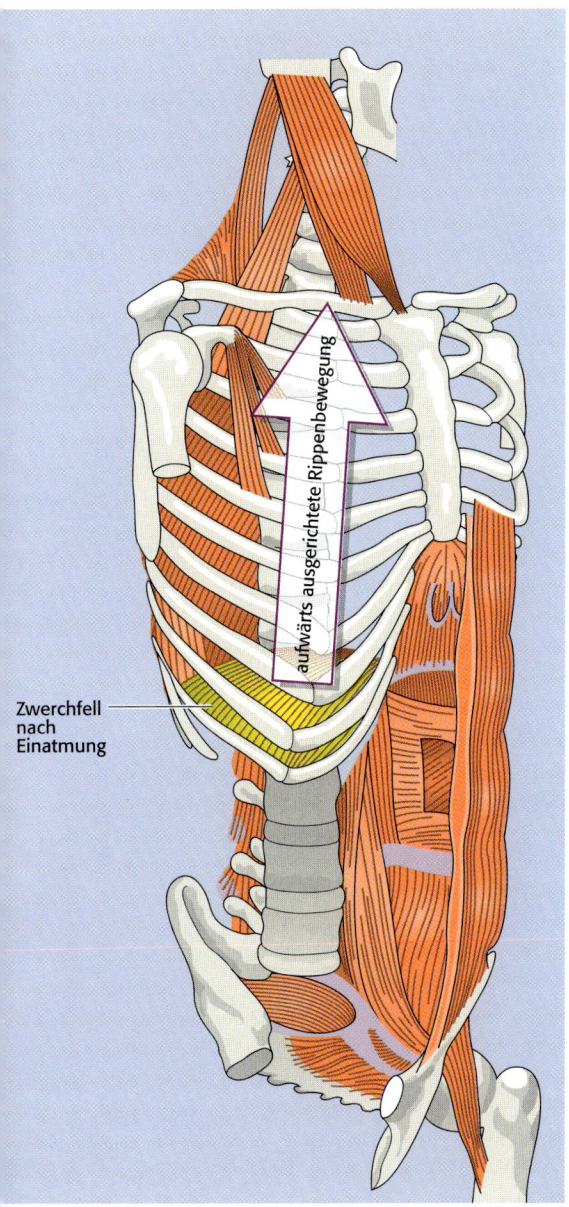

Zwerchfell nach Einatmung

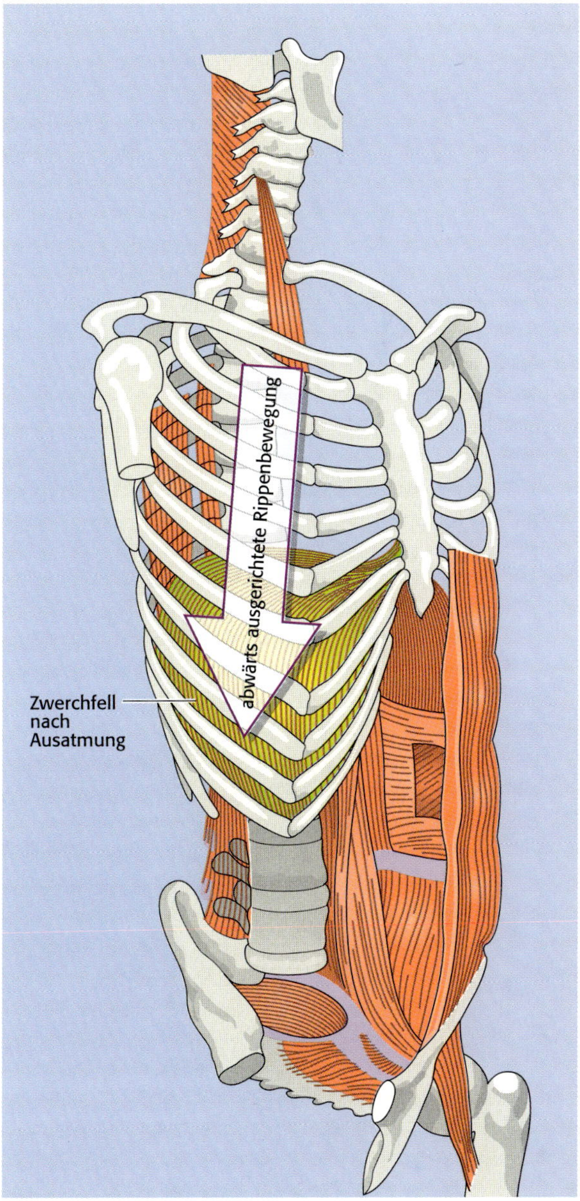

aufwärts ausgerichtete Rippenbewegung

abwärts ausgerichtete Rippenbewegung

Zwerchfell nach Ausatmung

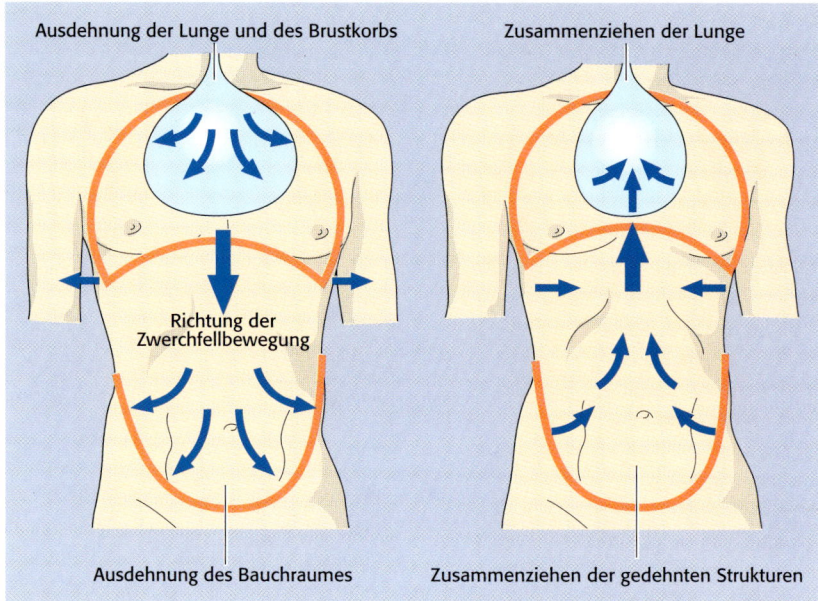

Ausdehnung der Lunge und des Brustkorbs

Zusammenziehen der Lunge

Richtung der
Zwerchfellbewegung

Ausdehnung des Bauchraumes

Zusammenziehen der gedehnten Strukturen

**Abb. 5
Brustkorb und
Zwerchfellbewegung**

Die Einatmung: Vergrößerung des Brustraumes

Die Ausatmung: Verkleinerung des Brustraumes

Durch die fußabwärts gerichtete Bewegung beim Einatmen wird auf den Bauchraum je nach Körperhaltung und -position Druck ausgeübt und damit sämtliche im Bauch befindlichen Organe stimuliert. Dieser sanfte Pumpmechanismus fördert und aktiviert die Stoffwechselfunktion der an der Verdauung beteiligten Organe. Selbst ein positiver Einfluss auf den Stoffwechsel der tief gelegenen Beckenorgane wird vermutet (siehe S. 67).

Unterstützung in seiner Arbeit erfährt das Zwerchfell von der Zwischenrippenmuskulatur. Bei einem natürlichen Atemablauf heben sich gleichzeitig über eine Anspannung der äußeren Zwischenrippenmuskeln die Rippen etwas an und wirken beim Einatemvorgang mit. Durch diesen Vorgang wird elastische Energie aufgebaut, die bei Ruheatmung ausreicht, um den Ausatemvorgang passiv geschehen zu lassen. Allerdings kann mangelnde Elastizität

und Beweglichkeit in den beweglichen Verbindungen am Brustkorb hier limitierend wirken. Die wenig ausgeprägte, über Kreuz liegende innere Zwischenrippenmuskulatur unterstützt möglicherweise das Ausatmen.

Bei hoher körperlicher Anstrengung und vorliegenden Atemwegserkrankungen erleichtern sehr viele Muskeln am Rumpf den Atemvorgang, vor allem wenn der Schultergürtel in irgendeiner Form fixiert wird, wie es bei »ausgepumpten« Sportlern sehr oft zu sehen ist, die sich mit den Händen irgendwo aufstützen und dann beginnen, tief zu atmen. In diesem Fall handelt es sich beim Einatmen vorwiegend um Muskeln, die eine rippenhebende Funktion besitzen:

- Kleiner und Großer Brustmuskel
- Kopfwender
- Trapezmuskel
- Rautenmuskel
- Schulterblattheber

Für das aktive Ausatmen, wie es zum Beispiel bei Atemwegserkrankungen vielfach praktiziert wird, werden Muskeln benötigt, die eine rippensenkende Funktion haben:

- Gerade und Schräge Bauchmuskeln
- Breiter Rückenmuskel

Der Einsatz dieser Atemhilfsmuskulatur ist allerdings sehr unökonomisch, da er selbst mit einem hohen Energiebedarf für die Muskelarbeit verbunden ist. Deshalb sollte er sich nur auf Ausnahmesituationen beschränken und Belastungen beim Ausdauersport so gewählt werden, dass sie jederzeit mit einer gelösten, freien Atmung zu bewältigen sind.

Haltung und Atmung

Bei der Durchführung von Atemübungen, speziell im Sitzen und im Stehen, können in der therapeutischen Arbeit folgende haltungsspezifischen Beobachtungen gemacht werden:

1. Patienten nehmen unaufgefordert eine aufrechte Sitzposition ein. Sie durchlaufen einen regelrechten Prozess. Aus einer gekrümmten, kyphotischen Sitzhaltung entwickeln sie im Laufe des Übens eine aufrechte Sitzhaltung.
2. Den Teilnehmern gelingt es, über einen ansonsten für sie unvorstellbar langen Zeitraum diese aufrechte Sitzhaltung ohne Beschwerden und Anstrengung beizubehalten.
3. Atemübungen wirken vielfältig spannungslösend und tragen damit zu einer momentanen Entlastung bei.

Durch die vielfältigen gelenkigen und muskulären Verbindungen zwischen Atemsystem und Halte-Stütz-System, etwa zwischen:

- Halswirbelsäule und Rippen
- Rippen und Schultergürtel
- Lunge und Brustkorb
- Rippen und Brustwirbelsäule
- Zwerchfell und Lendenwirbelsäule
- Zwerchfell und Rippen
- Becken und Brustkorb

entstehen konsequenterweise diese positiven Wechselbeziehungen zwischen Atmung und Haltung. Die Atmung sorgt über den luftgefüllten Brustkorb für eine gewisse Spannkraft. Die aufrichtende Muskulatur wird dadurch entlastet, rückenfreundliches Sitzen und Stehen erleichtert.

Abb. 6a
Rumpf- und Atemhilfsmuskeln der Körpervorderseite, die bei körperlicher Belastung eingesetzt werden

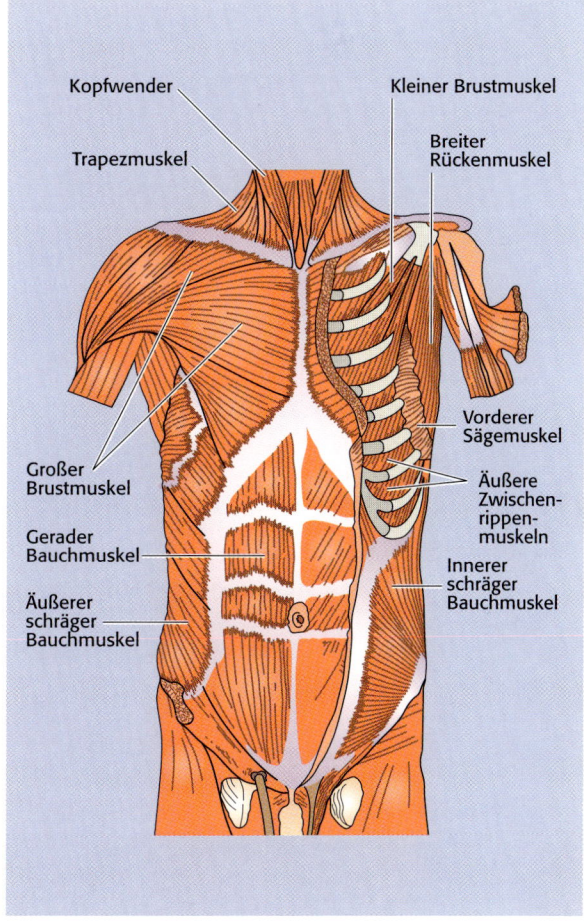

Kopfwender

Kleiner Brustmuskel

Trapezmuskel

Breiter Rückenmuskel

Großer Brustmuskel

Vorderer Sägemuskel

Gerader Bauchmuskel

Äußere Zwischenrippenmuskeln

Äußerer schräger Bauchmuskel

Innerer schräger Bauchmuskel

Abb. 6b
Rumpf- und Atemhilfsmuskeln der Körperrückseite, die bei körperlicher Belastung eingesetzt werden

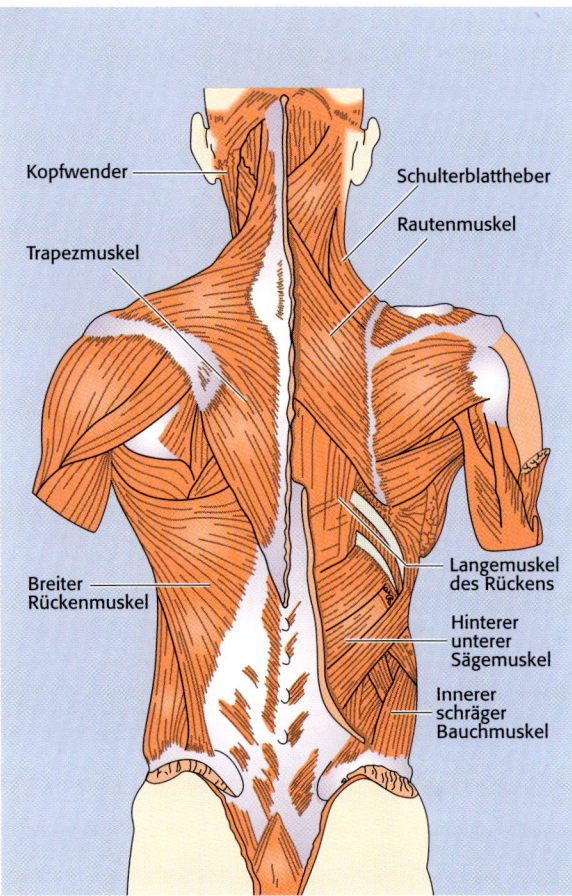

- Kopfwender
- Trapezmuskel
- Breiter Rückenmuskel
- Schulterblattheber
- Rautenmuskel
- Langemuskel des Rückens
- Hinterer unterer Sägemuskel
- Innerer schräger Bauchmuskel

Hinweis: Atmung und Muskulatur im komplexen Wechselspiel verbessern den Haltungsaufbau.

Andererseits können ausgeprägte Haltungsschwächen und -fehler zu qualitativen und quantitativen Atemeinschränkungen führen. Durch
- einen veränderten Rauminhalt,
- eine Funktionsstörung im Bereich der Rippen-Wirbel-Gelenke,

- eine eingeschränkte Funktion der Atemmuskulatur

kann die ausreichende Belüftung der Lunge erschwert werden.

Gerade die Stellung von Schultergürtel, Brustwirbelsäule und Lendenwirbelsäule beeinflusst nachhaltig das Gesamtatemgeschehen. Muskuläre Ungleichgewichte und daraus resultierende Haltungsdefizite müssen im Zusammenhang mit Atemübungen berücksichtigt werden. Vor allem gezielte Dehnübungen für die entsprechenden Muskeln unterstützen eine momentane freiere Entfaltung der zwei Atemdimensionen:

Abb. 7
Atemdimension

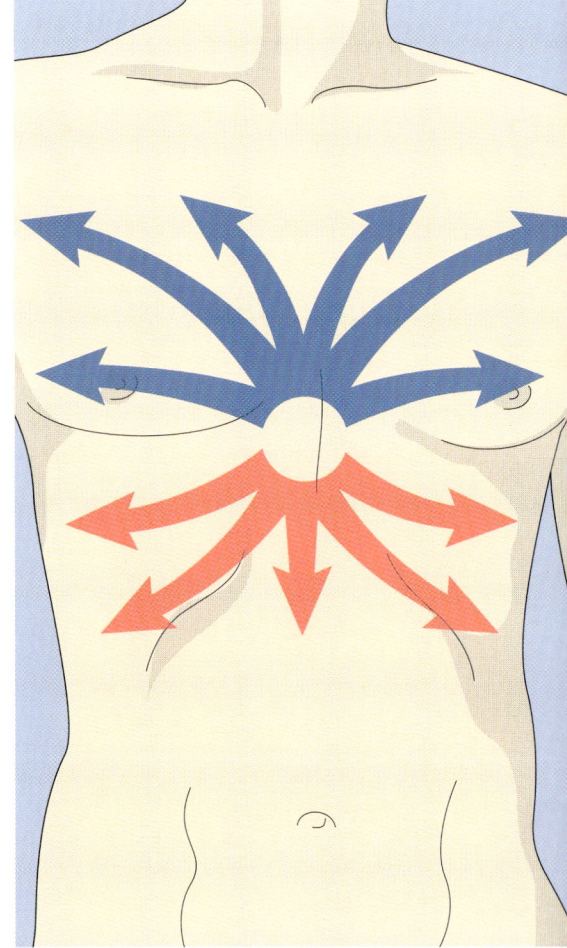

- untere Atemdimension
  (Bauchatmung)
- obere Atemdimension
  (Brustatmung)

mit ihren drei Ausprägungen (vordere, seitliche, hintere). Langfristig entsteht die notwendige Spannkraft, um dem Menschen bei seinem Bestreben behilflich zu sein, möglichst lange eine rückenfreundliche Position einzunehmen. Haltung wird von der Atmung gestützt, Atmung wird von der Haltung unterstützt. Verflacht die Atmung, verfällt die Haltung und umgekehrt.

Atem und Psyche

Körperwahrnehmungsübung

Reflektieren Sie kurz Ihre Atmung in Bezug auf eine für Sie besonders stressbehaftete Situation! Beobachten Sie für einen kurzen Moment Ihre Atmung und ballen Sie dann ganz leicht Ihre beiden Hände zu Fäusten. Oder gehen Sie ein paar Schritte mit geschlossenen Augen. Wie verändert sich dadurch Ihre Atmung?

Viele Menschen fühlen sich dem Tempo, den Lebens- und Arbeitsbedingungen der heutigen Zeit nicht gewachsen:

- Sie »sind völlig außer Atem«.
- Ihnen »stockt der Atem«.
- Sie »ringen nach Luft«.
- Sie »sprechen mit zitternder Stimme«.

Körperlich betrachtet verbirgt sich hinter diesen sprichwörtlichen Feststellungen das Bild einer unökonomischen, entrhythmisierten Atmung, aus dem Blickwinkel des betroffenen Individuums betrachtet eine körperlich-seelische Überforderung. Das Gefühl, eingeschnürt zu sein und »keine Luft« mehr zu bekommen, verbreitet sich. Erschöpft und angespannt enden die Arbeitstage. Jetzt

- »einmal erleichtert aufzuatmen«,
- »tief durchzuatmen«,
- »den Schmerz wegzuatmen«,
- »Dampf abzulassen«

gelingt den wenigsten, zu sehr sind sie verstrickt in rigide Arbeits- und Beziehungsstrukturen. Zu sehr ist ein ungleichmäßiger, flacher Atem schon zur Gewohnheit geworden.

Gerade in ganzheitlich orientierten Körpertherapien werden Gefühle in ihrer unbewussten Verarbeitung jedoch im Oberkörper angesiedelt. Lang andauernde Auseinandersetzung mit harten Emotionen wie Wut und Aggression führt zu einer deutlich erhöhten Muskelspannung im oberen Rücken. Verspannungen im Brustbereich deuten auf weiche Stimmungen und Gefühle wie Sorgen, Traurigkeit, Sehnsucht hin. Immer wiederkehrende geringfügige oder starke psychische Spannungen führen so über direktem und indirektem Wege zu Beeinträchtigungen der Atemqualität. Der Mensch verliert eine wichtige Energie- und Ruhequelle.

Im Zusammenhang mit den Auswirkungen psycho-sozialer Belastungen auf die Atmung darf der Aspekt der Allergien nicht außer Acht gelassen werden. Vereinfacht dargestellt liegt einer allergischen Reaktion eine Überaktion des körpereigenen Abwehrsystems auf eigentlich harmlose Substanzen zugrunde. Je nach betroffenem Gewebe entstehen die typischen Reaktionen, z. B. beim Heuschnupfen in Form von Schleimabsonderungen in der Nase oder beim allergischen Asthma die Verengung der Atemwege. In diesem Fall können Atemübungen direkt wenig Veränderung bewirken. Allerdings kann bei akuter Atemnot über physiotherapeutische Techniken wie die Lippenbremse oder das »gähnende Einatmen« eine Verbesserung der Situation erreicht werden. Wie die Psychoneuroimmunologie nachweisen konnte, kann die langfristige Stabilisierung des Immunsystems durch Entspannung und mäßig belastendes Ausdauertraining unterstützt werden (siehe S. 87).

Die Haltungsprinzipien für das Üben im Sitzen unterscheiden sich nicht von den Vorgaben einer Rückenschule, wenngleich in der atemtherapeutischen

Die Übungspositionen

Körperwahrnehmungsübung

Nehmen Sie sich für jede der drei Übungspositionen Liegen, Sitzen und Stehen einige Minuten Zeit und finden Sie für sich heraus, in welcher Stellung oder Lage die Atmung tief, gelassen, ausgewogen verläuft. Worin bestehen die grundsätzlichen Unterschiede zwischen den Positionen?

Bei den Übungen im Liegen achten Sie auf eine bequeme, körpergerechte Lage. Das kann unter Umständen bedeuten, dass Sie unter den Kopf ein kleines Kissen legen und unter die Beine ein zusammengerolltes Handtuch oder eine Therapierolle (Abb. 8). Bei starken Rückenschmerzen können Sie die Beine auch einmal auf einen Würfel oder Trainingsball legen. Allerdings kann sich dadurch die Atemausprägung verändern und muss dann bei Vergleichen berücksichtigt werden.

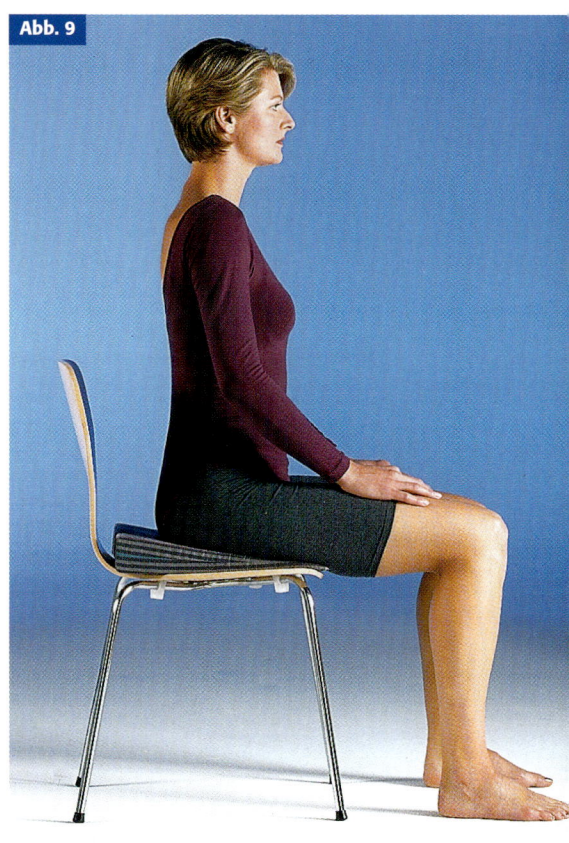

Abb. 9

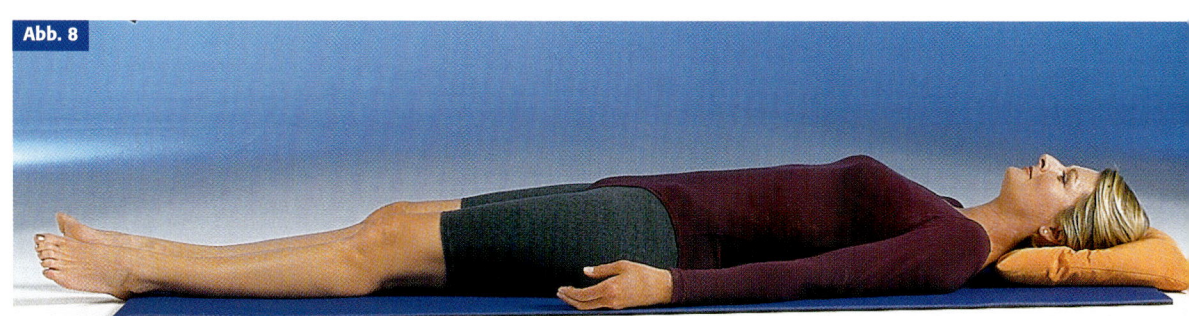

Abb. 8

Praxis zumeist Hocker ohne Rücken-
lehne bevorzugt werden (Abb. 9):
• Füße mindestens hüftbreit, mit
  festem Kontakt zum Boden,
• Hüftgelenke etwas höher als
  Kniegelenke,
• auf den Sitzbeinhöckern sitzen,
  Oberkörper aufrecht,
• Hände auf den Oberschenkeln
  ablegen,
• die Benutzung eines Sitzkeiles ist
  teilweise möglich.

Bei den Übungen im Stehen wählen
Sie eine Position, in der die Füße
hüft- bis schulterbreit gleichmäßig belastet sind. Indem Sie leicht nach
vorne und hinten schwanken, entsteht
allmählich ein fester Stand. Die Knie
sind nicht durchgestreckt, eher leicht
gebeugt. Der Oberkörper ist aufgerich-
tet, die Arme hängen gelöst und die
Schultern werden sanft nach außen
gezogen (Abb. 10).
Möglicherweise entsteht der Eindruck,
dass die Atmung trotz der aufrechten,
körpergerechten Haltung eingeschränkter, kürzer, gepresster und weniger tief
ausfällt. Registrieren Sie diese Wahrnehmung, vielleicht auch im Atemprofil
(Abb. 11), und überprüfen Sie, nach-
dem Sie regelmäßig geübt haben, in
ein paar Wochen noch einmal Ihre
Feststellungen.

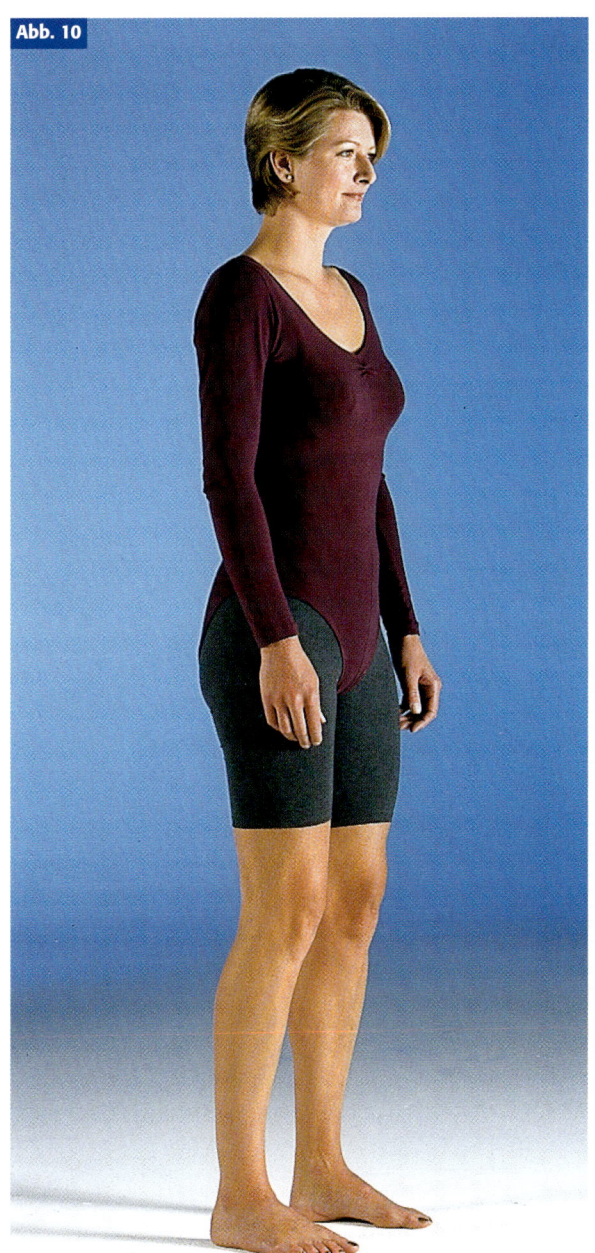

Abb. 10

Übungsprogramme

Die Zusammenstellung der Übungsprogramme erfolgt gegliedert nach den verschiedenen Atemdimensionen in ihren unterschiedlichen Ausprägungen und beinhaltet folgende Punkte:

1. Die untere Atemdimension – vordere, seitliche, hintere Ausprägung
- Atem kennen lernen
- Atemqualität
- Atem und Entspannung
2. Die obere Atemdimension – vordere, seitliche, hintere Ausprägung
- Atem kennen lernen
- Atemqualität
- Atem und Entspannung
3. Die Gesamtdimension
- Einzelerfahrung

»Ohne Spüren kannst du so viel üben, wie du willst, es wird sich nichts verändern.«

Chinesisches Sprichwort

Besondere Hinweise zum nachfolgenden Praxisteil

Entsprechend der Erkenntnis, dass die Atmung in der Regel unwillkürlich abläuft, aber auch willkürlich beeinflusst werden kann, sollten im Sinne eines naturgemäßen Übens folgende Punkte bei der Durchführung der Übungen beachtet werden:

1. Nasenatmung stellt die natürliche Atemform dar – daher durch die Nase atmen.
2. Es geht nicht darum, möglichst viel Luft zu bewegen – daher ruhig atmen und nicht so tief wie möglich ein- und ausatmen.
3. Der natürliche Atemrhythmus besteht aus drei Phasen – daher ein-atmen, ausatmen, gelassen pausieren.
4. Verspannte und verkürzte Muskeln am Rumpf beeinträchtigen die Atmung – daher vor den eigentlichen Atemübungen die entsprechenden Lockerungs- und Dehnungsübungen durchführen.
5. Viele Übungen pro Übungssequenz bedeuten nicht zwingend mehr Qualität – daher nur maximal zwei bis drei Übungen pro Einheit absolvieren (eine Ausprägungssequenz).
6. Jeder Mensch hat seinen ureigensten Atemrhythmus – daher bei den Übungen zu zweit den Partner nur unterstützend begleiten.
7. Bewegung unterstützt das Atmen – daher zur Einstimmung ruhige Schwungübungen, sanftes Federn in den Sprunggelenken oder einen ruhigen Spaziergang einsetzen.
8. Der Atem spiegelt auch unsere seelische Verfassung wieder – daher nicht erstaunt sein, wenn die Körperwahrnehmung bei gleichen Atemübungen an zwei Tagen unterschiedlich ausfällt. Das ist weder falsch noch richtig, es ist natürlich.
9. Atmen bedeutet Energieaustausch – daher bei plötzlich auftretenden Missempfindungen während des Übens (Schwindel, Übelkeit, Kopfschmerz u. ä.) die Atemübung abbrechen und bei sich abzeichnender Hyperventilation beide Hände eng geschlossen vor Mund und Nase halten. In dieser Form ruhig weiteratmen, bis die Symptome nachlassen.
10. Üben bedeutet, etwas erhalten oder verändern zu wollen – daher zu Beginn jeder Sequenz sich kurz Zeit nehmen, um den momentanen Istzustand zu ermitteln, und zum

Abschluss im Ausklingen mögliche Veränderungen wahrnehmen.

11. Nicht immer führen die Übungen gleich zum Erfolg – daher geduldig weiterüben.

12. Die Übungen sind zeitlich nicht begrenzt – daher können Sie üben, bis Sie für sich das Empfinden haben, dass es genug ist.

Atemprofil

Wenn Sie die langfristige Entwicklung verfolgen möchten, dann wählen Sie eine der drei vorgegebenen Übungspositionen (siehe S. 22) aus und markieren Sie in der unten stehenden Grafik mit zwei unterschiedlichen Farben

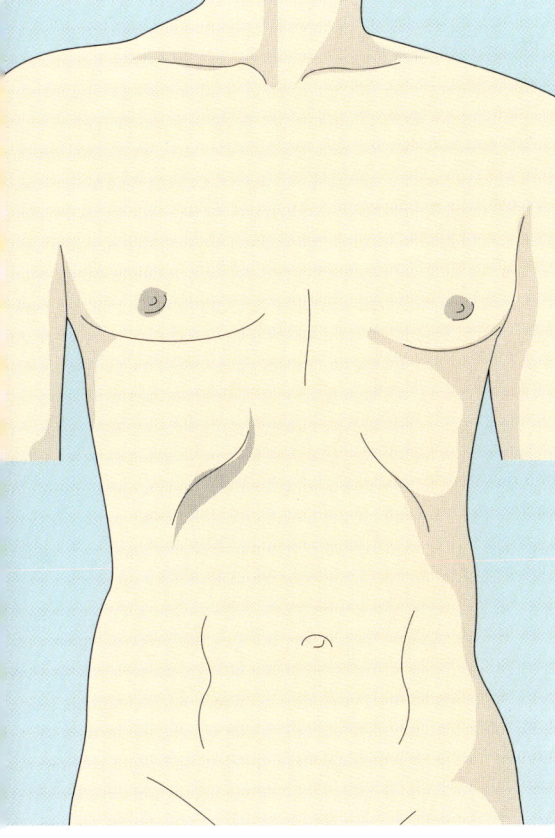

Ab. 11
rsönliches
emprofil

die Körperregion (Atemdimension), in der Sie Ihren Atem sehr deutlich sowie die, in der Sie ihn am wenigsten wahrnehmen. Vergleichen Sie nach ein paar Wochen des regelmäßigen Übens die markierten Stellen mit dem dann aktuellen Stand.

Erwartungshaltung

Bevor Sie im praktischen Teil weiterlesen, um mit den Übungen zu beginnen, nehmen Sie sich kurz Zeit, vielleicht auch unter Zuhilfenahme Ihres Atemprofils und überlegen, welche Erwartungen Sie an die Atemübungen haben.

• Möchten Sie einmal wieder tief durchatmen können?

• Ihre Atmung als voll und rhythmisch erleben?

• Möchten Sie erleichtert aufatmen und alle Spannung von sich fallen lassen, einfach nur entspannen?

• Möchten Sie versuchen, Ihre Kopf- oder Rückenschmerzen, Verdauungsprobleme, belegten Bronchien oder Schlafprobleme über ausgewählte Atemübungen in den Griff zu bekommen, um sich kurz- und mittelfristig wohler zu fühlen?

• Möchten Sie bewusst über den Atem körperliche Aktivitäten steuern und unterstützen, um darüber als Rückwirkung wieder eine günstigere Atemsituation zu erreichen?

Die beschriebenen Übungen können je nach Bedürfnis und Situation einzeln oder auch in Kombination durchgeführt werden. Zu Beginn ist es empfehlenswert, jeweils die drei Übungen einer Ausprägung miteinander zu verbinden.

1. Atem kennen lernen
2. Atemqualität
3. Atem und Entspannung

Selbstverständlich ist es möglich, auch Übungen der zwei Atemdimensionen miteinander zu verbinden. Wenn Sie das Gefühl haben, es stellt sich persönliches Wohlbefinden ein und Ihre Erwartungen werden erfüllt, sind Sie auf dem richtigen Weg.

Aktive Einstimmung

Ein ausgeprägtes, intensives Aufwärmprogramm wie vor anderen Übungs- und Trainingseinheiten im Bereich Gymnastik und Sport ist bei der Atemgymnastik nicht notwendig. Allerdings erleichtert eine aktive Einstimmung die Durchführung der Atemübungen. Dabei sollte nicht immer nur die körperliche Aktivierung als erstes Ziel gesehen werden. Gerade bei einem konzentrativen Übungsansatz spielt auch die mentale Bereitschaft eine wichtige Rolle. In dieser Einstimmungszeit können die täglichen Gedanken und Probleme nochmals reflektiert werden, bevor die Konzentration und Aufmerksamkeit immer mehr dem Üben gewidmet wird. Inhaltlich kann der Beginn mit
- Räkeln, Dehnen, Abklopfen,
- Bewegungs- und Schwungübungen,
- speziellen Dehnübungen
gestaltet werden. Je nach Zielsetzung der Atemübungen kann der einstimmende Teil variiert werden.

Körperwahrnehmungsübung
Spüren Sie im Sitzen oder im Stehen kurz in Ihren Körper hinein. Entsteht ein Bedürfnis, eine Körper- oder Muskelpartie zu strecken oder ganz unstrukturiert zu dehnen? Würden Sie jetzt gerne noch dabei gähnen, verbunden mit einem kleinen Laut oder Seufzer? Wer kennt nicht die Situation einer langen Busfahrt, eines Theater- oder Kino-besuches, eines anstrengenden Arbeitstages mit endlosen Besprechungen oder gleichförmigen Belastungen. Irgendwann entsteht das Bedürfnis, einmal aufzustehen und sich zu strecken, die verspannte Muskulatur zu dehnen und über herzhaftes Gähnen dem Körper wieder etwas mehr Energie zuzuführen. Der Körper sendet in solchen Momenten Signale, um mitzuteilen, wie es ihm in der aktuellen Situation geht. Sie werden aber häufig überhört oder nur unterschwellig wahrgenommen. Die intuitive Fähigkeit zu reagieren – ihm eine Antwort zu geben – ist verloren gegangen. Dabei liegt die Antwort vielfach näher, als man denkt; jeder Säugling räkelt und streckt sich, wenn er ganz langsam aufwacht, er macht intuitiv das Richtige.

Sie stehen oder sitzen gelöst und beginnen, sich nach allen Seiten zu räkeln, zu strecken, zu dehnen (Abb. 12). Das kann ganz spontan ablaufen, mehr aus dem Bedürfnis und Gefühl heraus. Bedenken Sie: Ihr Körper besteht nicht nur aus einer oberen und unteren Dimension, sondern er besitzt seitliche und hintere Grenzen, die Muskeln verlaufen in unterschiedliche Richtungen (Abb. 13).

Nach dem Räkeln beginnen Sie, Ihren Körper mit der flachen Hand in kleinen Kreisen »abzureiben« oder mit der hohlen Hand eine sanfte Klopfmassage durchzuführen (Abb. 14, 15). Äußere Aktivität sorgt immer auch für eine Zunahme der inneren Aktivität. Der Körper wird aus seinem gewohnten Rhythmus herausgeholt, Spannungen werden gelöst, Spannung wird aufgebaut. Die Durchblutung wird angeregt und die Atembereitschaft intensiviert.

Abb. 12

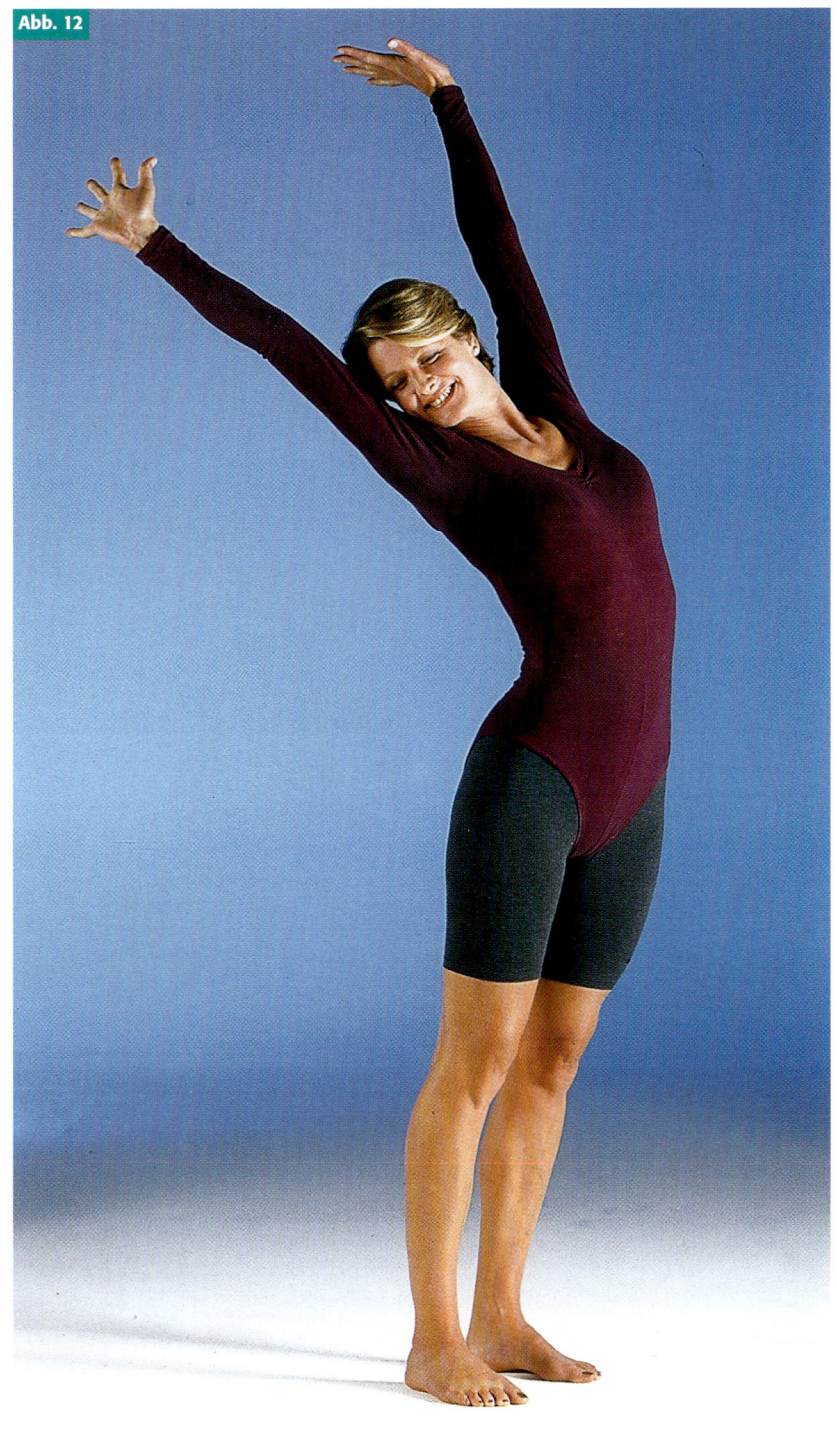

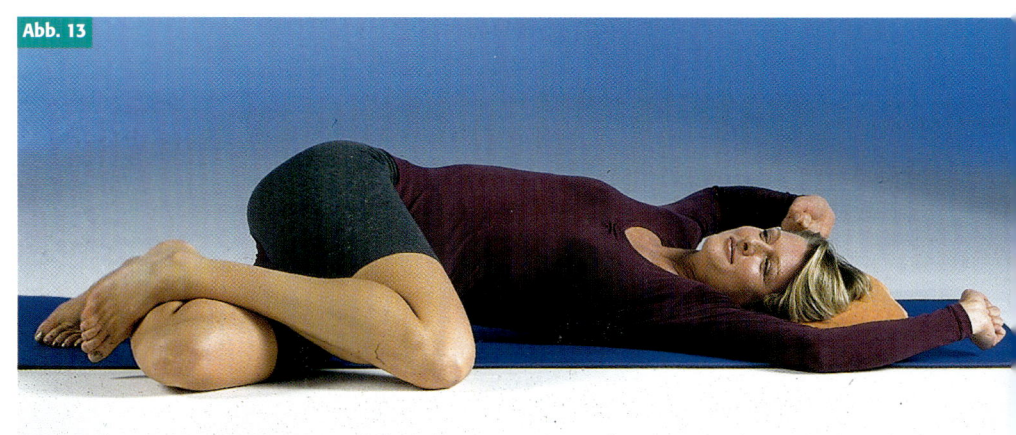

Abb. 13

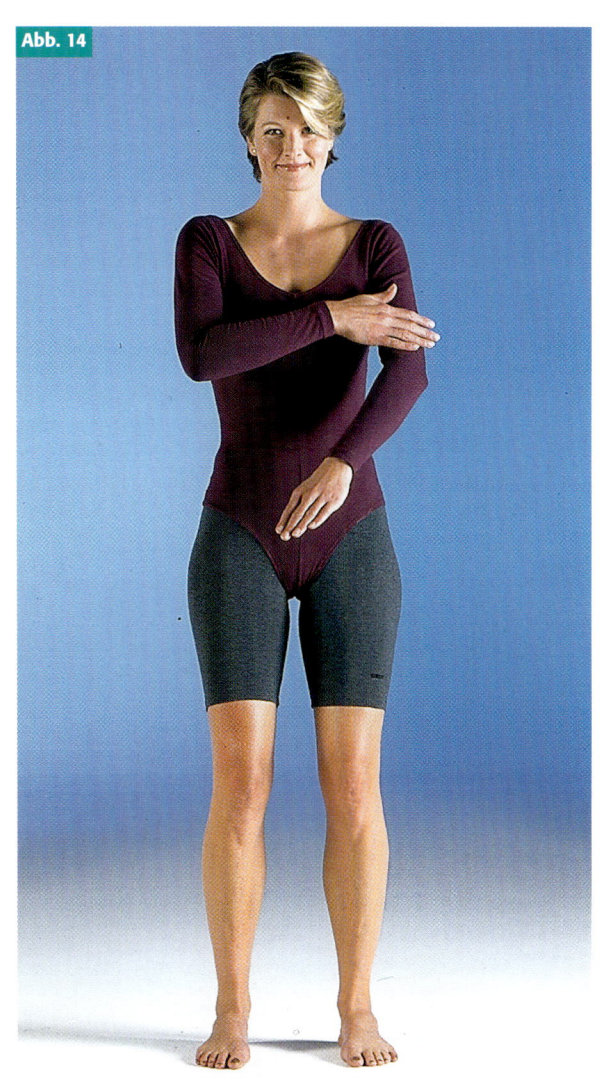

Abb. 14

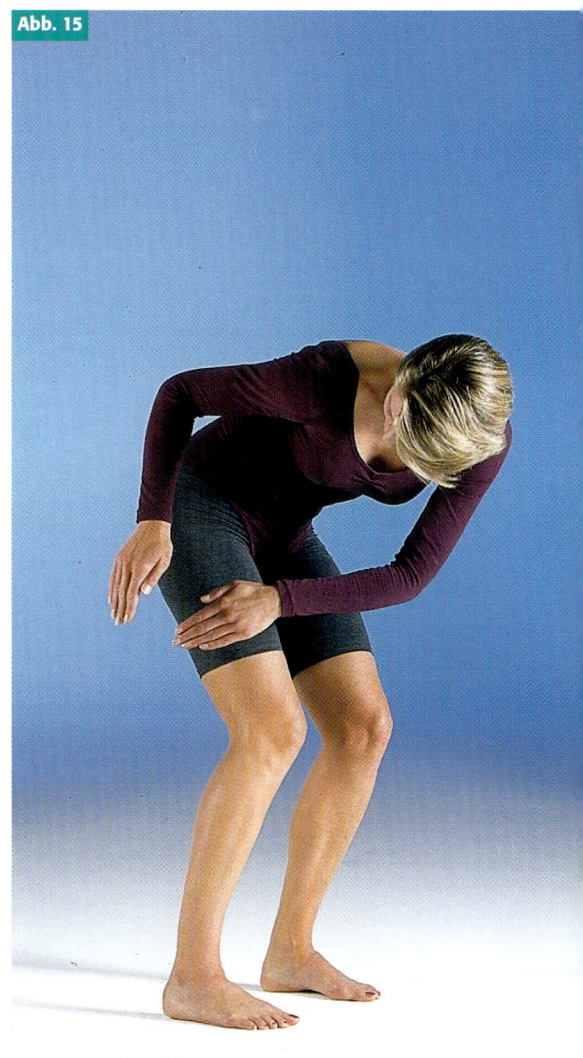

Abb. 15

Sie stehen gelöst und federn leicht in den Sprunggelenken (Abb. 16). Verlagern Sie immer mal wieder das Gewicht zur einen oder anderen Seite. Sollten Sie das Bedürfnis verspüren, diese Übung mit kleinen Lauten oder Summen zu untermalen, dann tun Sie es.

Mit den Armen eine Acht schwingen, dabei in den Knien locker mitfedern (Abb. 17, 18). Ändern Sie immer wieder die Bewegungsrichtung. Bei Schulter- und Kniebeschwerden sollte das Bewegungsausmaß entsprechend den Beschwerden verkleinert werden.

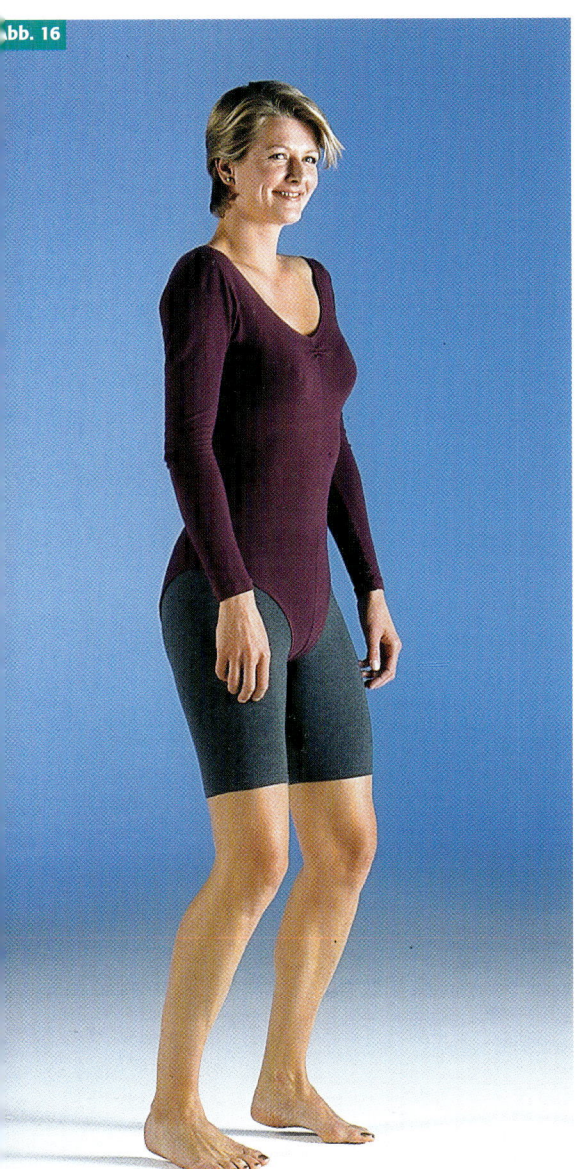

Abb. 16

Abb. 17

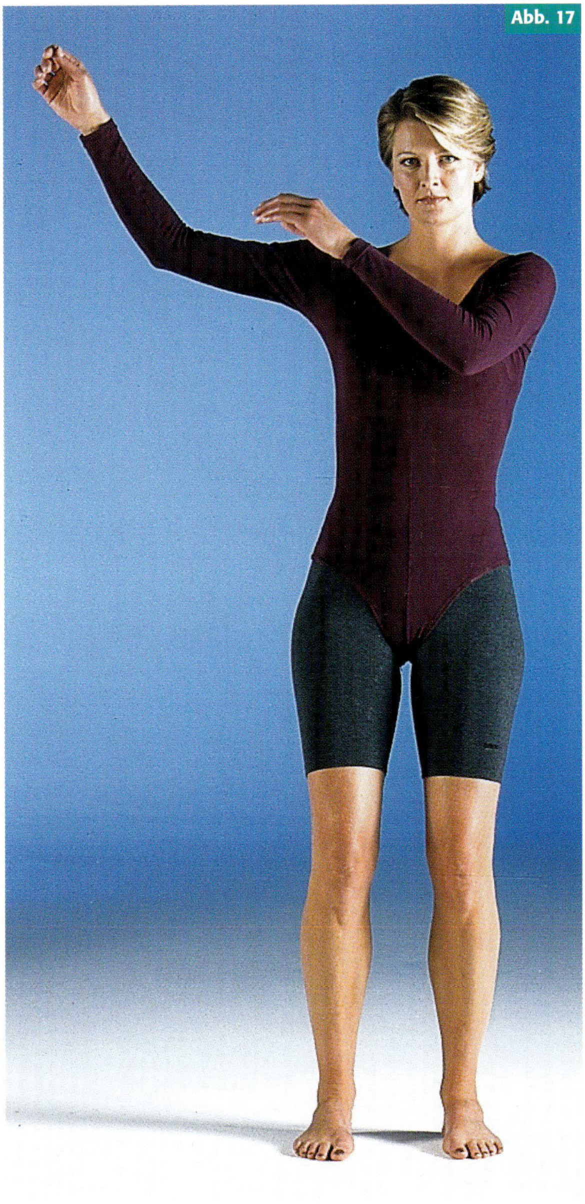

Die Arme schwingen (Abb. 19) oder als koordinativ anspruchsvollere Version die Arme von oben über unten nach vorne bzw. hinten schwingen und in der Hüfte leicht mitdrehen (Abb. 20, 21).

Abb. 18

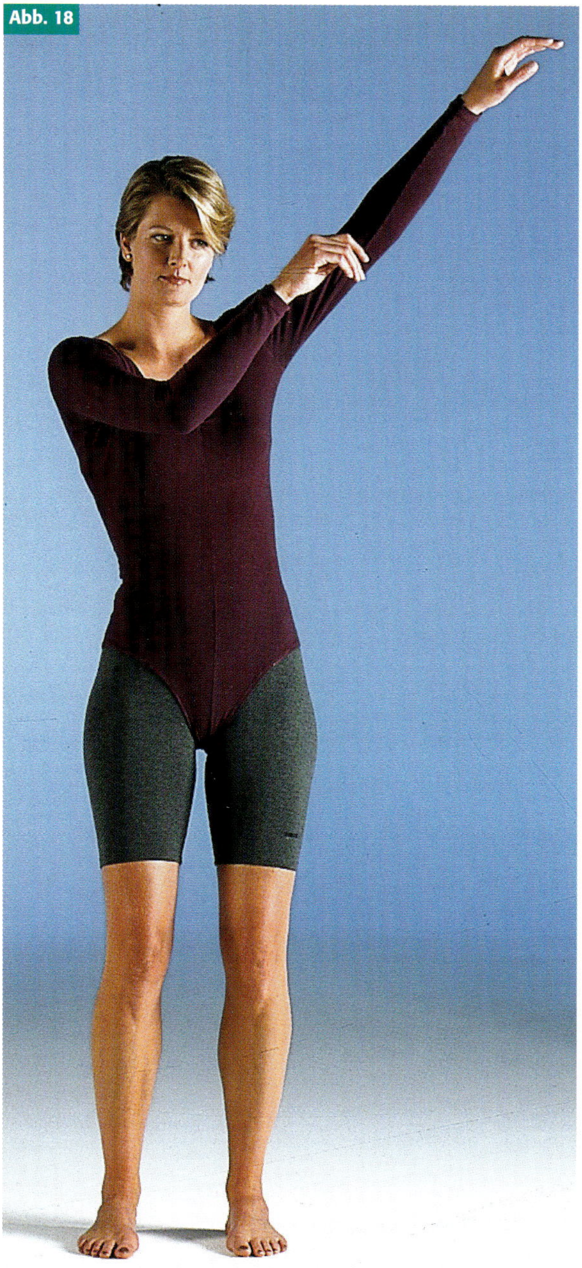

Abb. 19

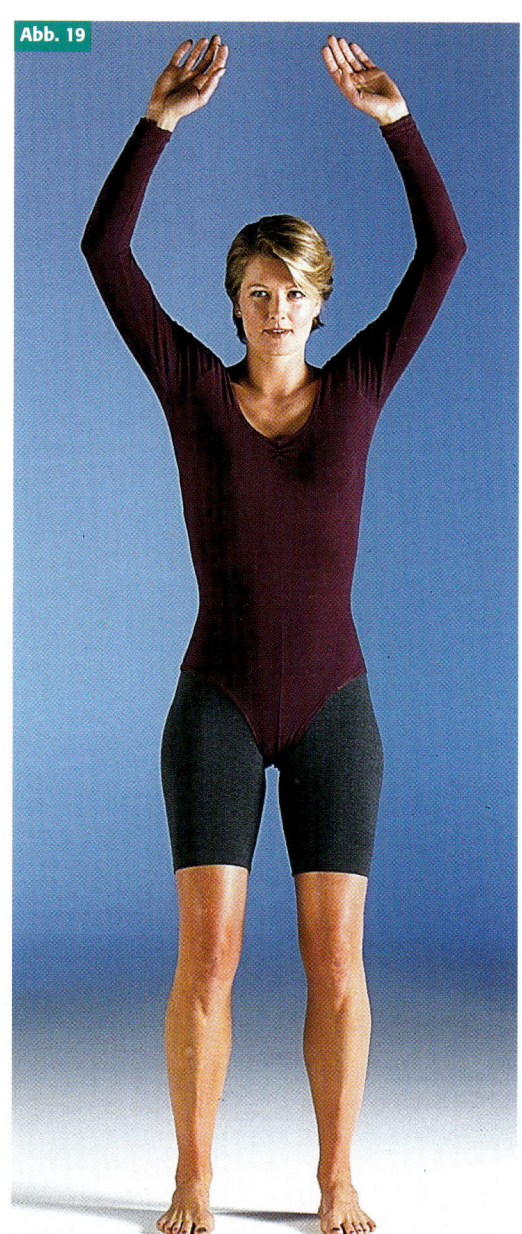

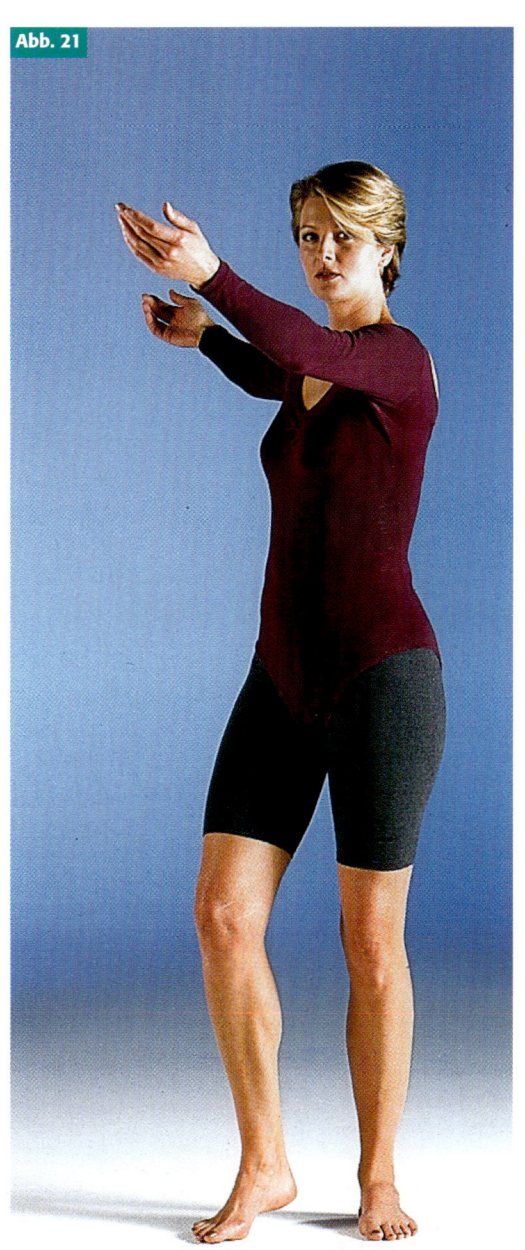

Abb. 20

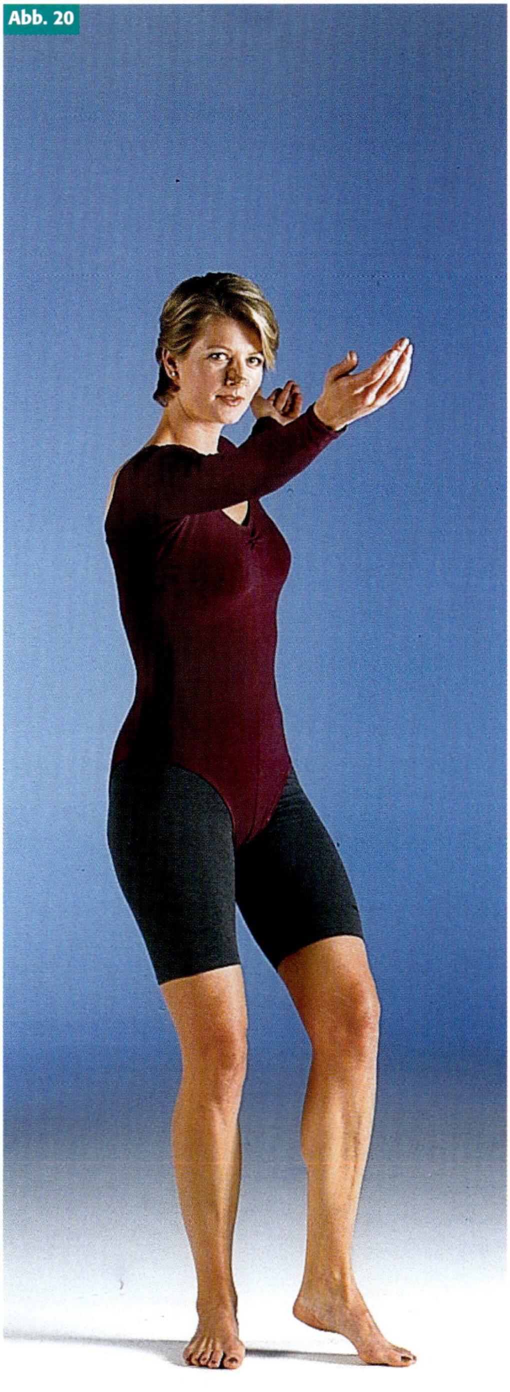

Abb. 21

Die untere Atemdimension

Nachvollziehbar dehnt sich der Körper im Bereich der unteren Atemdimension in verschiedene Richtungen aus. In therapiebegleitenden Gesprächen und im Rahmen anderer gesundheitsbilden- der Maßnahmen wird dieser Bereich sehr oft reduziert auf den Aspekt der »Bauchatmung«. Die Bauchatmung gilt für viele Menschen als Sinnbild für eine »richtige« Atmung. Diese Annahme wird oft mit dem Hinweis auf Bewegungs- systeme anderer Kulturen noch unter- stützt. Es wird wenig differenziert zur Kenntnis genommen, dass auch in diesen Methoden vielfach mehrere Atemräume beschrieben sind und die »Bauchatmung« nur als Teilaspekt des Gesamten gesehen wird. Grundsätzlich gilt der tiefe Atem als Ausdruck von Ruhe und Gelassenheit, aber auch als Ausgangspunkt von Gleichgewicht und Belastbarkeit. Diese menschlichen (Grund-) Bedürfnisse und Fähigkeiten werden heutzutage von einem Großteil der Menschen vermisst. So oberfläch- lich und hektisch wie das Leben wird zunehmend auch der Atem – flach und unrhythmisch. Er wird nur noch als ein diffuses Etwas erlebt, das beruhigende Spüren auf Höhe des Bauchnabels ist verschwunden.

Die untere Atemdimension stellt die Basis für die Entfaltung der oberen Atemdimension dar. Der Atem entfaltet sich von unten nach oben. Bezogen auf das Gesamtsystem Mensch profitieren vor allem das Herz-Kreislauf-System und der Stoffwechsel der Bauchorgane von einer qualitativ gut ausgeprägten unteren Atemdimension (siehe S. 67).

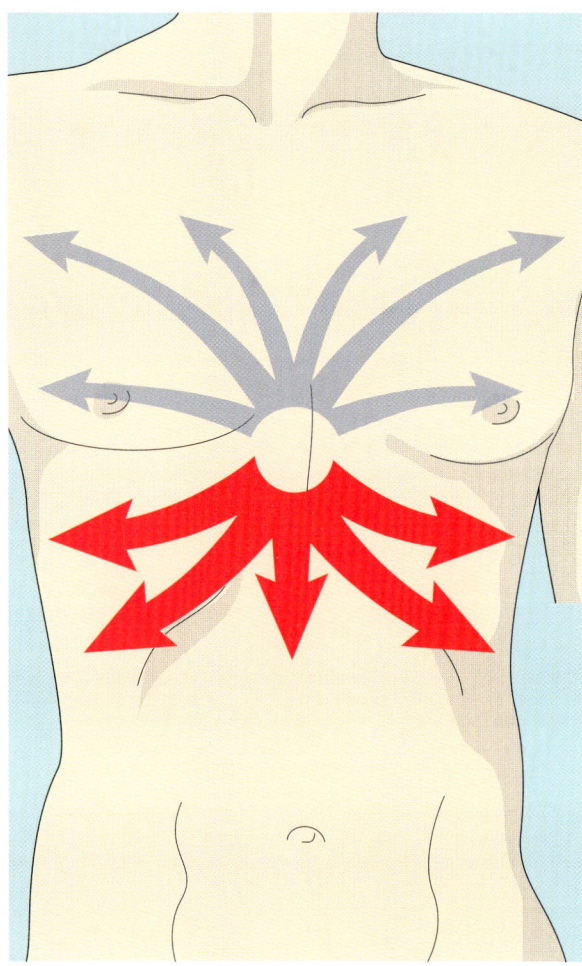

Abb. 22
Untere Atem-
dimension

Körperwahrnehmungsübung

Sie liegen auf der Unterlage, die Arme seitlich am Oberkörper. Beobachten Sie aufmerksam die Ausdehnung des Atems in der unteren Dimension. Stellen Sie fest, in welche Richtung er am deutlichsten strömt und wohin am geringsten.
Führen Sie dieselbe Beobachtung auch im Sitzen durch.

Körperwahrnehmungsübung

Sie liegen auf der Unterlage, die Arme seitlich am Oberkörper. Stellen Sie das Ausmaß Ihrer Lendenlordose fest. Wie hoch und wie weit fällt der Bogen aus? Wird dieser Bogen größer, wenn Sie

Ihre Arme nach oben neben den Kopf nehmen? Wie verändert sich dadurch die Atmung?

Die Qualität der unteren Atemdimension hängt nicht nur von der Funktionseinheit Brustkorb/Brustwirbelsäule ab. Auch die Verbindung des Zwerchfells mit den ersten drei Lendenwirbeln beeinflusst über Haltungsveränderungen die Atmung. Eine ausgeprägte Lendenlordose lässt die Atemtiefe geringer ausfallen.

Um im Rahmen der Übungen die Ruhespannung im Bereich der Lendenwirbelsäulenmuskulatur etwas zu minimieren und eine größere Durchlässigkeit zu erzielen, empfiehlt es sich, vorher einzelne der folgenden Dehnübungen durchzuführen.

Hinweis:
Die Dehnübungen zwei- bis dreimal 15–30 Sekunden vorsichtig dynamisch durchführen.
Dynamisch bedeutet, mit dem Einatmen die Dehnspannung etwas zu verstärken, jedoch keinen Schmerz zu provozieren.
Mit dem Ausatmen wieder etwas nachlassen.

Hüftbeugemuskulatur

Ausführung: Sie knien in Schrittstellung (Abstand zwischen Knie und Ferse 2–3 Fußlängen) und schieben das Becken langsam nach vorne (Abb. 23).

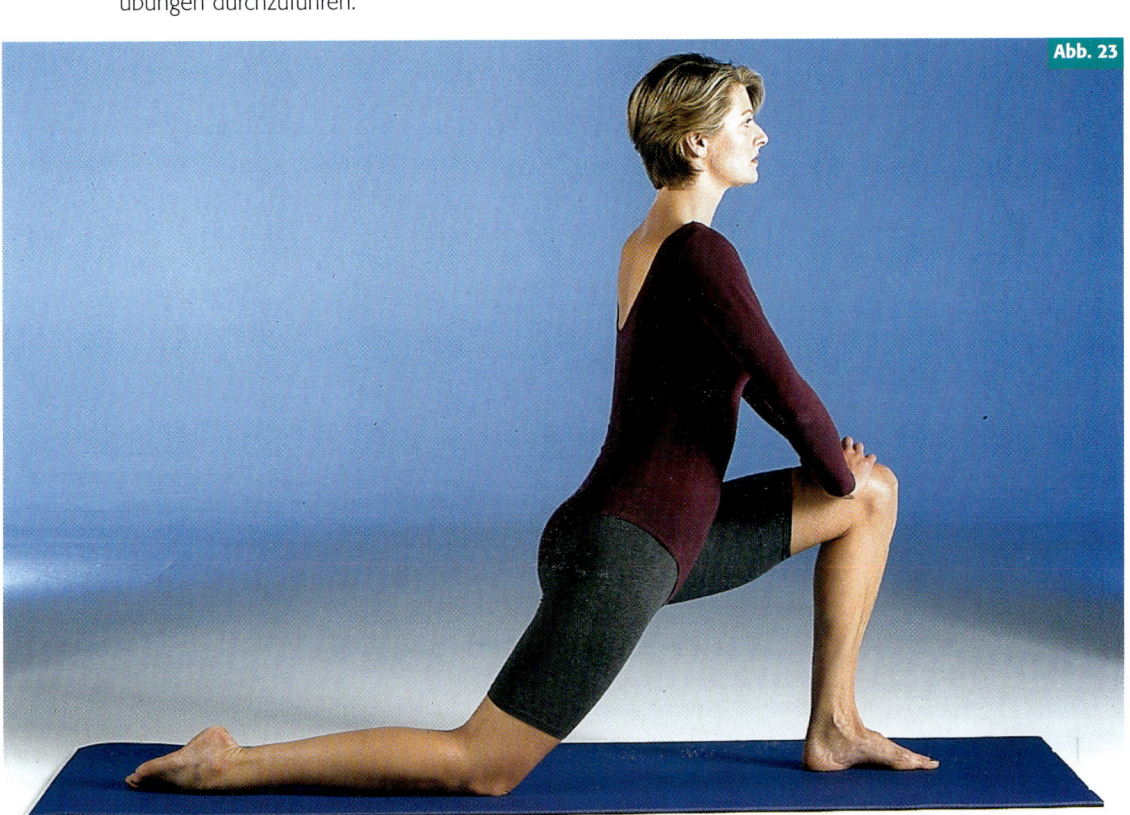

Abb. 23

Adduktoren

Ausführung: Im Vierfüßlerstand nehmen Sie die Knie möglichst weit auseinander und schieben das Gesäß über den Unterarmstütz nach hinten. Mit dem Einatmen die Dehnung etwas verstärken, mit dem Ausatmen wieder zurücknehmen (Abb. 24, 25).

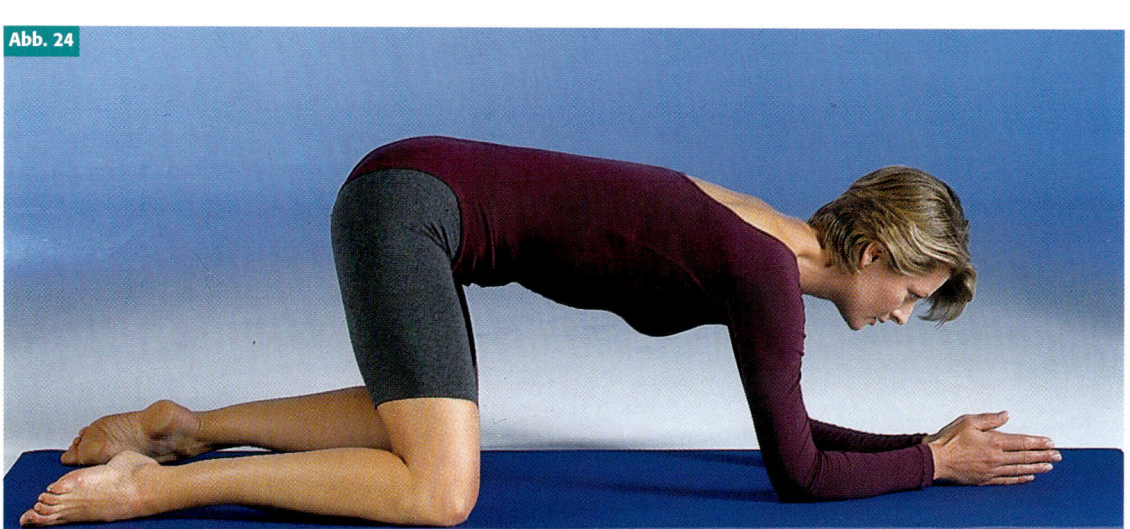

Abb. 24

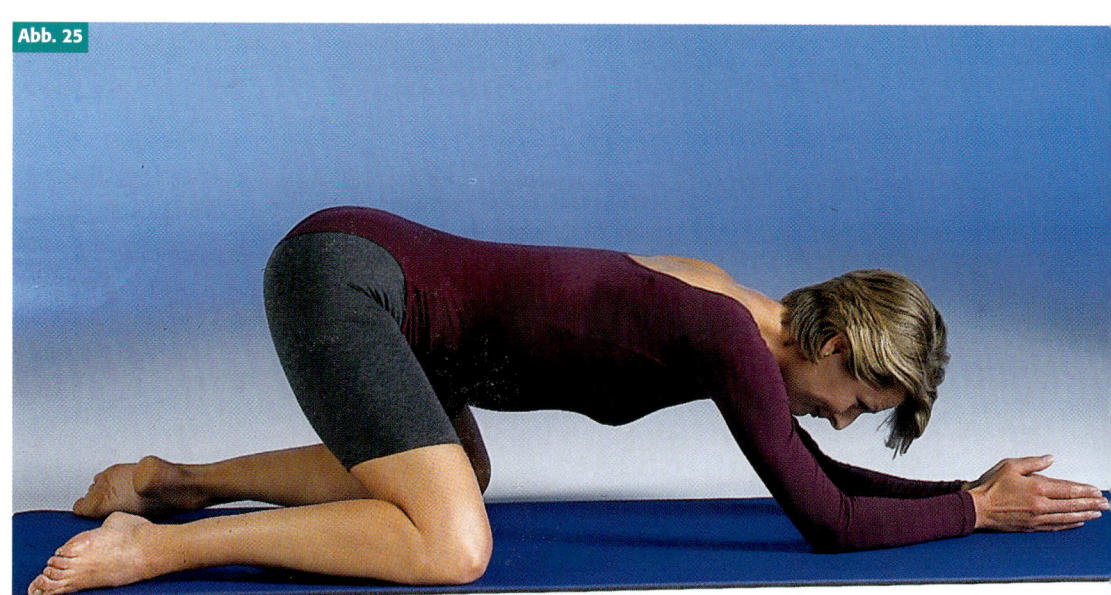

Abb. 25

Äußere Hüftmuskulatur/ Rumpfmuskulatur

Ausführung: In Rückenlage ein Bein zum Bauch nehmen und mit der gegengleichen Hand von außen greifen. Vorsichtig zur anderen Seite ziehen (Abb. 26). Den anderen Arm abspreizen.
Die Übung ist auch im Sitzen als Drehsitz möglich (Abb. 27).

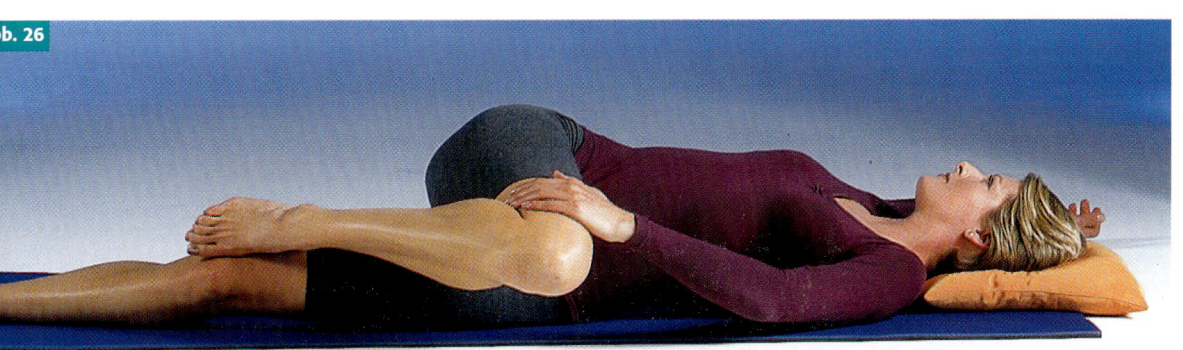

Abb. 26

Abb. 27

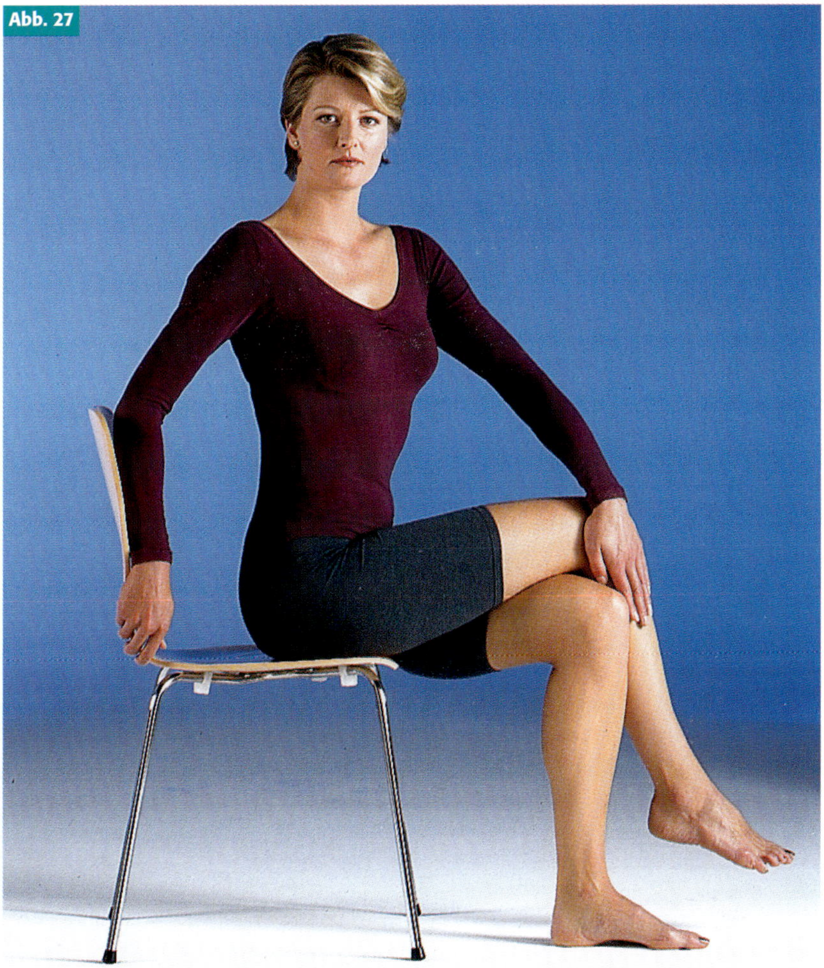

Seitliche Rumpfmuskulatur

Ausführung: Sie bleiben in Rückenlage und bewegen das Becken wie auf einer Drehscheibe. Zur Kontrolle legen Sie die Hände auf den Beckenkamm. Der Abstand zwischen Becken und Rippen wird auf der einen Seite kleiner, auf der anderen länger (Abb. 28–30).

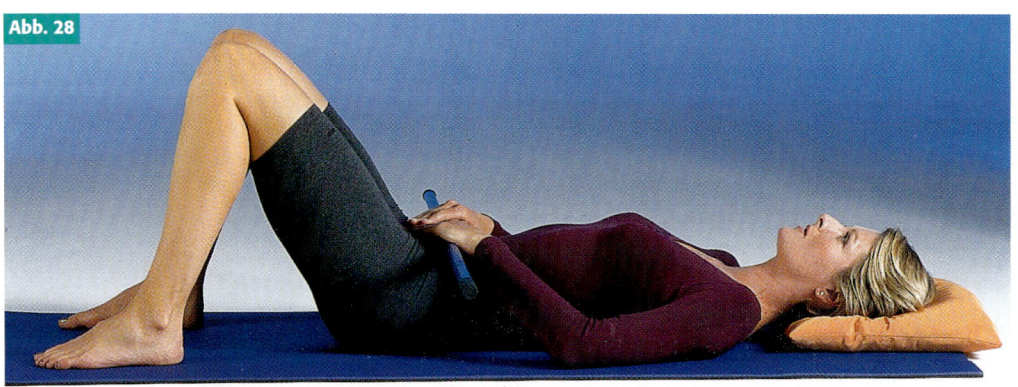

Abb. 28

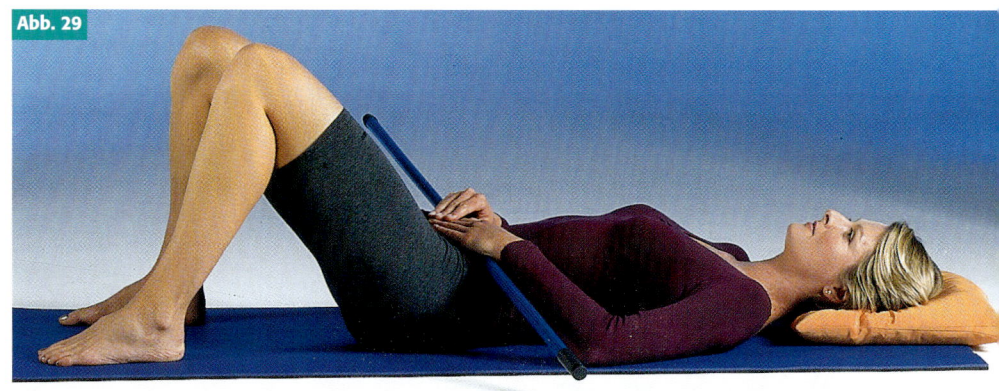

Abb. 29

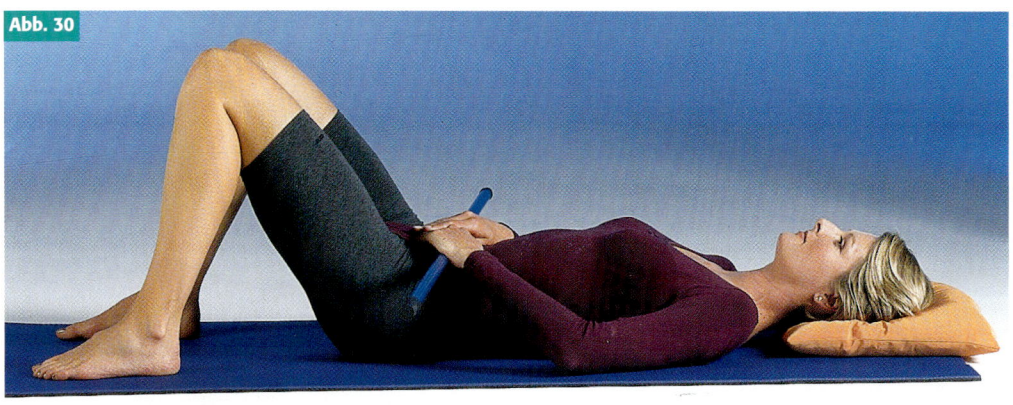

Abb. 30

Untere Rückenmuskulatur

Ausführung: Sie liegen in Rückenlage und ziehen beide Beine zum Bauch. Mit der Zeit den Zug etwas verstärken (Abb. 31).

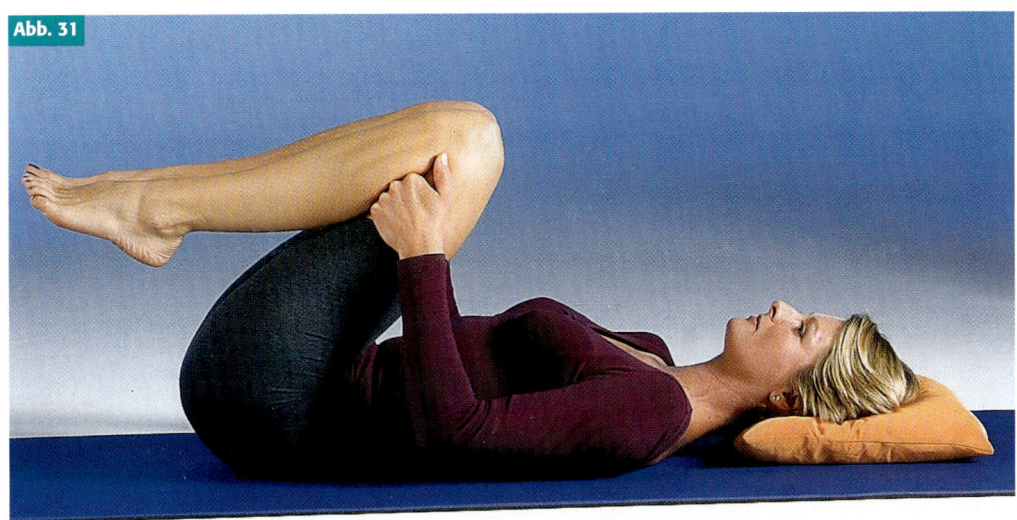

Abb. 31

Selbstverständlich ist es möglich, diese Übungen durch andere, Ihnen vertraute zu ersetzen, wenn sie dieselben Bereiche dehnen.

Untere Atemdimension Vordere Ausprägung – Atem kennen lernen

Bedürfnis:
Wenn Sie tief atmen und Ruhe einkehren lassen wollen.

Übungsausführung:
In der Rückenlage. Sie liegen mit Ihren persönlichen Lagerungsmaterialien auf dem Rücken, die Beine sind leicht gespreizt (Abb. 32).

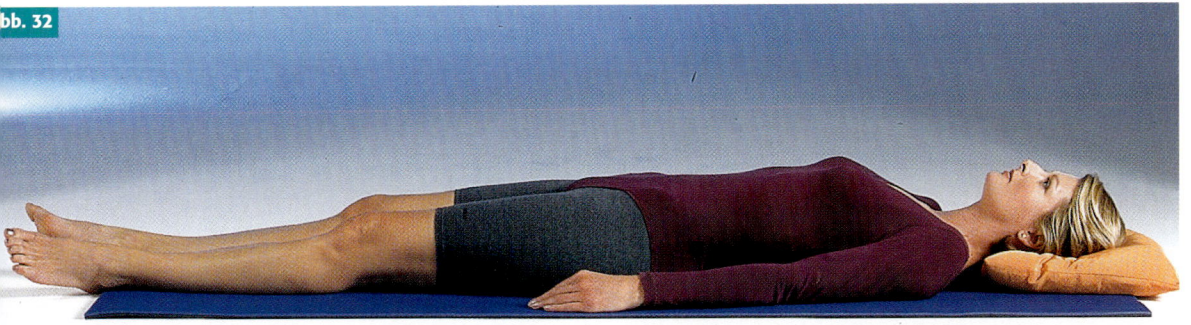

Abb. 32

Variation:
Beine anstellen und die Fußsohlen gegeneinander legen, beide Knie nach außen fallen lassen (Abb. 33).

schwanken die Sitzbeinhöcker ertasten. Aus der aufrechten Sitzposition behutsam mit dem Becken nach hinten und wieder nach vorne rollen (Abb. 34, 35).

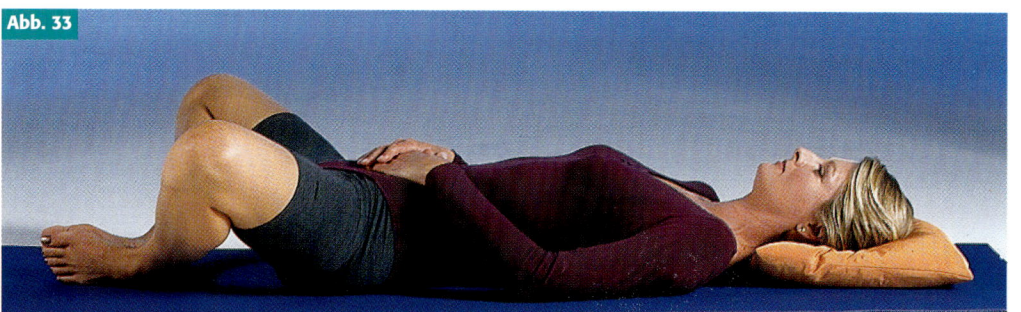

Abb. 33

Körperwahrnehmung:
- Wo liegt der tiefste Punkt der Atmung?
- Unterscheiden sich hierin beide Übungen?
- Kann die Spannung, die in der Leistenbeuge auftritt, über eine gezielte Atemlenkung abgebaut werden?

Hinweise:
1. Da vor allem die Übungsvariante bei vielen zu einem massiven Spannungsgefühl in der Leistenbeuge führt, ist es sinnvoll, vorher die Muskulatur der Beininnenseite gut zu dehnen.
2. Bei vorliegenden Hüftbeschwerden sollten die Oberschenkel durch Kissen unterlagert werden, um die Zugbelastung zu reduzieren.

Vordere und hintere Ausprägung – Atemqualität

Bedürfnis:
Wenn Sie Ihre untere Dimension aktivieren wollen.

Übungsausführung:
Im Sitzen durch leichtes Seitwärts-

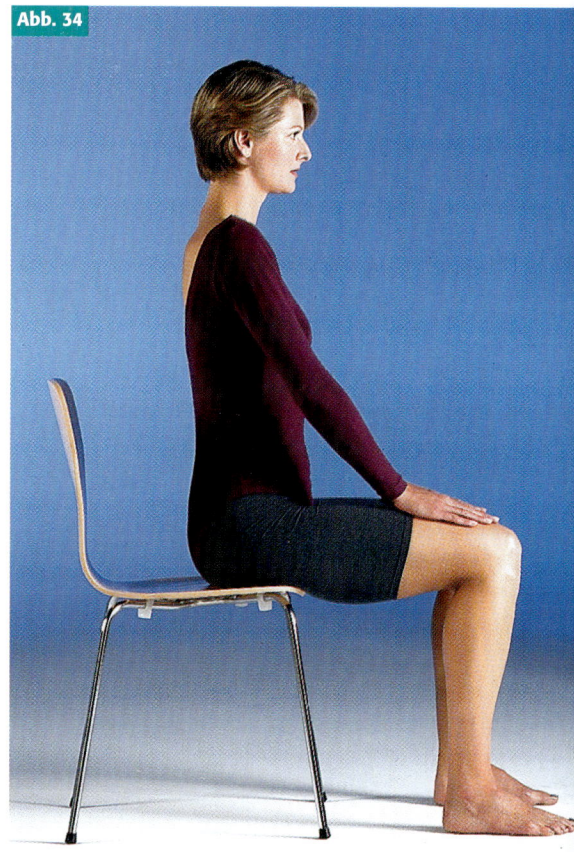

Abb. 34

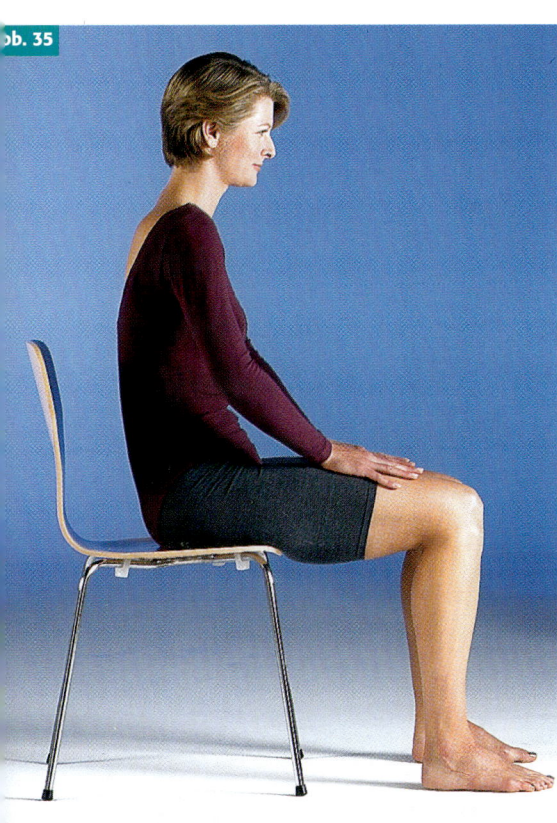

b. 35

Körperwahrnehmung:

- Wo sind Ihre Bewegungsgrenzen?
- Wenn Atmung und Grundbewegung miteinander verbunden werden, wie ist die Kombination?
- Gelingt es Ihnen auch andersherum?
- Wie fühlt sich danach Ihre Rückenmuskulatur an?

Hinweise:

1. Die Bewegung möglichst klein beginnen und erst allmählich vergrößern.
2. Bei akuten Rückenschmerzen nur bis an die Schmerzgrenze gehen.

Vordere Ausprägung – Atem und Entspannung

Bedürfnis:

Wenn Sie Ihre unteren Grenzen erfahren und tief entspannen wollen.

Übungsausführung:

Partnerübung: Der Übende liegt entspannt in Rückenlage, der Partner kniet seitlich und legt eine Hand auf den Bauch des Übenden (Abb. 36). Nach kurzer Zeit begibt er sich zu den Füßen und fasst ein Bein an Ferse und Fußrücken.

Variation:

Aus der Kippbewegung wird eine geringfügige Kreisbewegung.

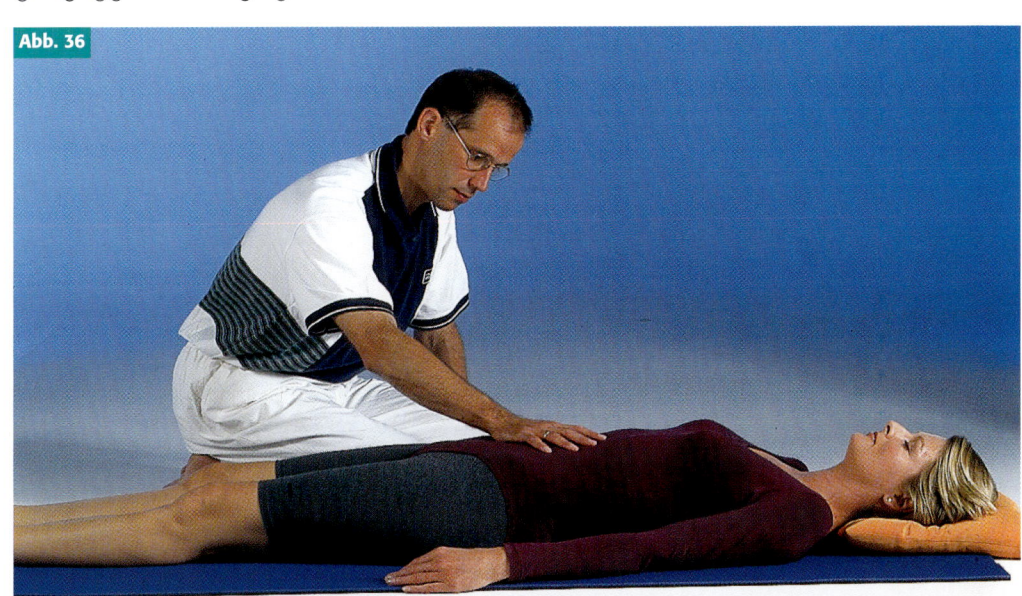

Abb. 36

Das Bein beim Einatmen vorsichtig in die Länge ziehen, mit dem Ausatmen wieder zurückgleiten lassen (Abb. 37).

Variation:
Ohne Partner ein Bein über die Ferse »hinausschieben«, länger werden lassen.

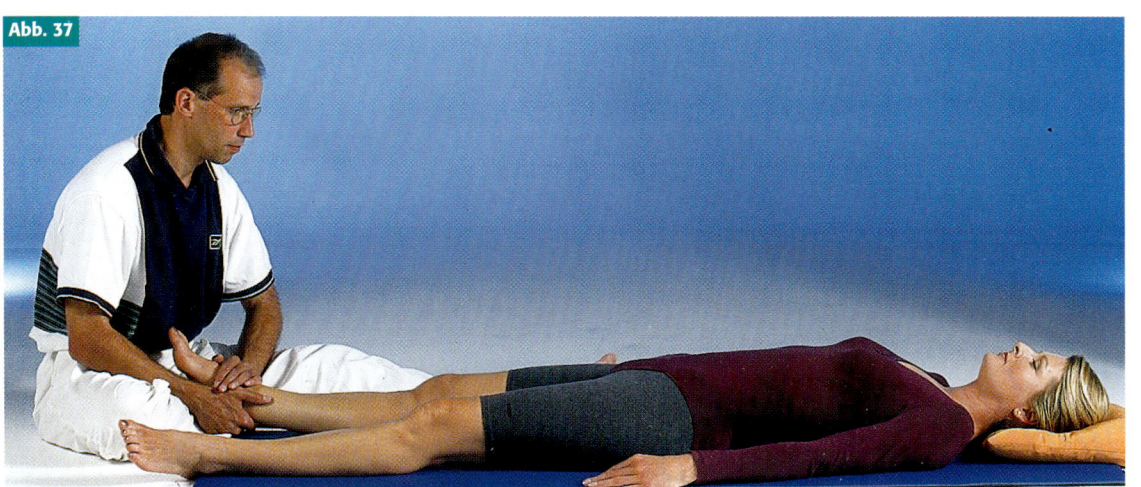

Abb. 37

Körperwahrnehmung:
- Wie tief geht der Atem?
- Ist diese Tiefe für Sie angenehm?
- Beruhigt sich der Atem? (Vergleich vorher – hinterher)
- Wo befindet sich der tiefste Atempunkt?
- Wie intensiv nehmen Sie im Nachspüren die untere Atemdimension im Vergleich zur oberen wahr?

Hinweise:
1. Das Bein flach über dem Boden halten und nicht deutlich anheben.
2. Der Zug auf das Bein kann ganz gering ausfallen.
3. Permanent den Atemrhythmus beobachten.
4. Ist der Atemrhythmus sehr schnell, dann nur bei jedem zweiten Atemzug ziehen.
5. Beim Wechsel ausreichend Zeit zum Nachspüren lassen.
6. Nur mit einem Partner üben, der einem vertraut ist.

Seitliche Ausprägung – Atem kennen lernen

Bedürfnis:
Wenn Sie Ihre Atmung in der seitlichen Ausprägung kennen lernen wollen.

Übungsausführung:
Im Sitzen: Sie sitzen aufrecht und legen die Hände zwischen Beckenkamm und untere Rippen auf die Körperseite.
Nach einer gewissen Übungszeit mit den Händen höher wandern (Abb. 38).

Körperwahrnehmung:
- Wie deutlich spüren Sie die Atmung in der rechten bzw. linken Körperhälfte?
- Bewegen sich die Rippen in ausreichendem Maße mit?
- Bestehen zwischen den verschiedenen Körperebenen Unterschiede?

Hinweise:
1. Schultern nicht nach oben ziehen.

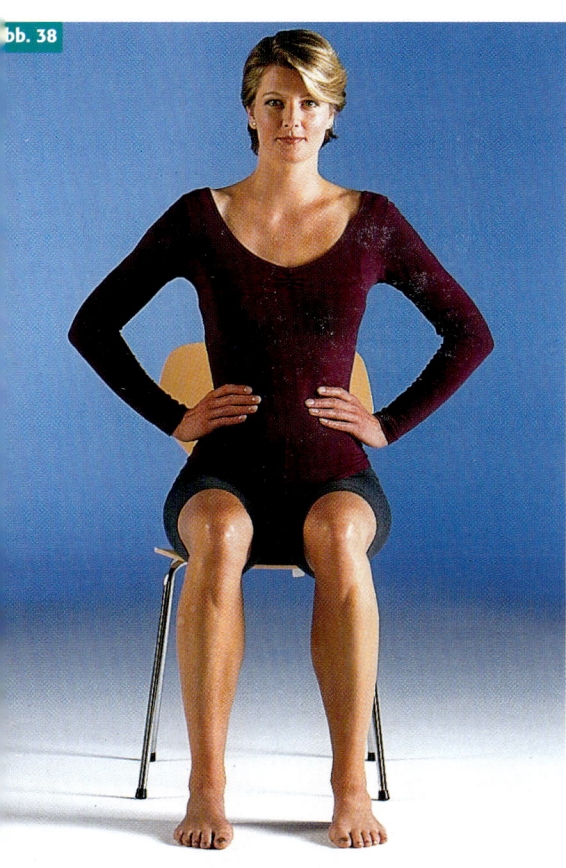

bb. 38

unteren Rippen um den Oberkörper gelegt. Das Tuch gut gespannt halten und den Atemrhythmus aufnehmen (Abb. 39). Beim Einatmen leicht Widerstand aufbauen, das Ausatmen passiv ablaufen lassen.

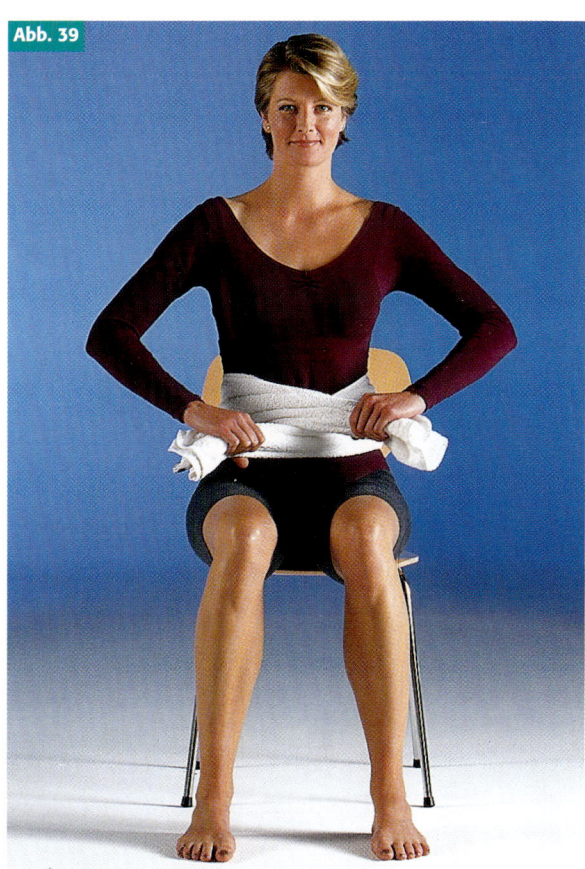

Abb. 39

2. Bei fehlender Rippenbeweglichkeit die Zwischenrippenmuskulatur von einem Fachtherapeuten dehnen lassen.

Seitliche Ausprägung – Atemqualität

Bedürfnis:
Wenn Sie Ihre Atemmuskulatur trainieren und verstärkt die seitlichen Anteile belüften wollen.

Übungsausführung:
Im Sitzen: Sie nehmen ein langes Badetuch und falten es einmal der Länge nach. Das Badetuch wird in Höhe der

Variation:
Das Ausatmen mit Hilfe des Handtuchs unterstützen, indem Sie es leicht zusammenziehen.

Körperwahrnehmung:
- Welche Kraft und Dynamik entsteht durch das Einatmen?
- Werden durch den Widerstand bzw. die Unterstützung die Atemphasen verlängert?

- Fällt das Atmen hinterher leichter oder schwerer?

Hinweise:
1. Den Widerstand nur so groß wählen, dass immer noch eine Bewegung stattfinden kann.
2. Immer darauf achten, dass die Schultern nicht nach oben gezogen werden.

Seitliche Ausprägung – Atem und Entspannung

Bedürfnis:
Wenn Sie während einer sitzenden Tätigkeit über die Kombination Dehnen und Atmen muskuläre Verspannungen reduzieren wollen.

Übungsausführung:
Im Sitzen: Sie erspüren Ihre Sitzbeinhöcker und pendeln von links nach rechts, ohne dass sich die Schulterachse mit nach außen bewegt (Abb. 40, 41). Die Bewegung immer weiter nach oben ausdehnen, bis auch die mittleren Anteile mit einbezogen sind. Mit zunehmender Dauer einen Einklang finden zwischen Bewegung und Atmung.

Körperwahrnehmung:
- Vergleichen Sie die Ausdehnung vorher und hinterher.
- Registrieren Sie aufmerksam den Spannungsgrad in der Muskulatur – löst sich die Spannung mit zunehmender Übungsdauer?
- Wie ist das Verhältnis vom Ein- zum Ausatmen?

Hinweise:
1. Achten Sie darauf, dass Sie nicht die Schultern mit hochziehen.
2. Immer eine aufrechte Sitzposition beibehalten.

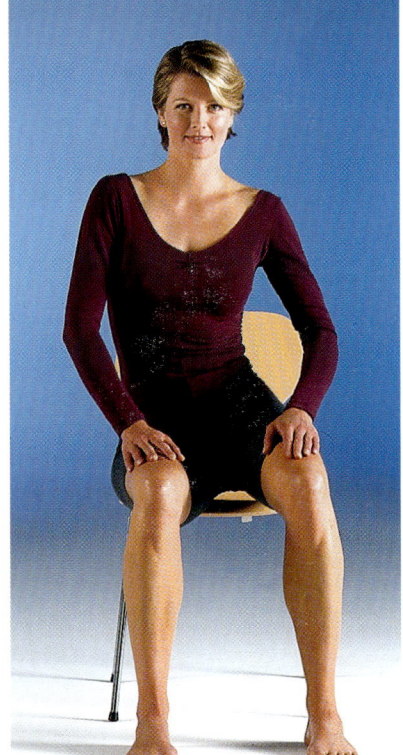

Abb. 40

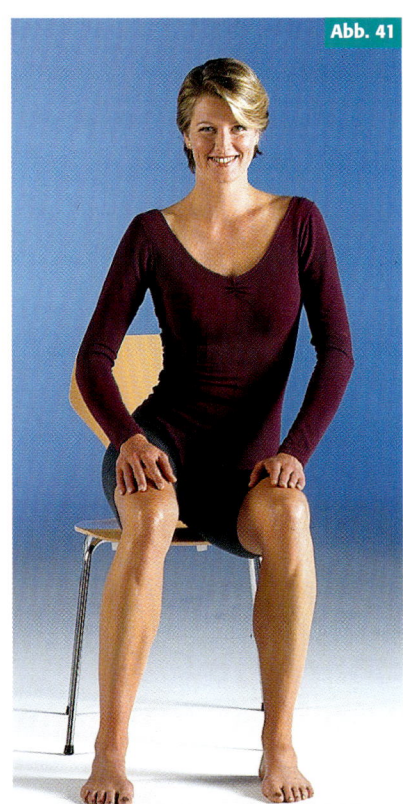

Abb. 41

Hintere Ausprägung – Atem kennen lernen

Bedürfnis:
Wenn Sie etwas über die hintere Ausprägung der unteren und oberen Atemdimension erfahren wollen.

Übungsausführung:
Partnerübung im Sitzen: Sie sitzen hintereinander, der vorne Sitzende stützt sich bequem mit den Unterarmen ab, der hintere Partner legt seine Handflächen im Bereich der Lendenwirbelsäule links und rechts von der Wirbelsäule gegen den Rücken (Abb. 42).

Variation:
Sie sitzen Rücken an Rücken, nur mit einem geringfügigen Kontakt.

Körperwahrnehmung:
- Wie ausgeprägt ist der Atem?
- Wie deutlich ist er an den höher gelegenen Rückenpartien spürbar?
- Wie atmet Ihr Partner hinter Ihnen?
- Löst diese Übung bei Ihnen den Wunsch aus, tief atmen zu wollen, ohne zu müssen?

Hinweise:
1. Keinen Erwartungsdruck aufbauen (Hyperventilation).
2. Während der Übung nicht miteinander reden, erst hinterher.
3. Ausreichend Zeit lassen.
4. Vorher die Hände durch Reiben anwärmen; dadurch erhöht sich das Wohlbefinden.
5. Ein partnerschaftliches Vertrauensverhältnis sollte bestehen.

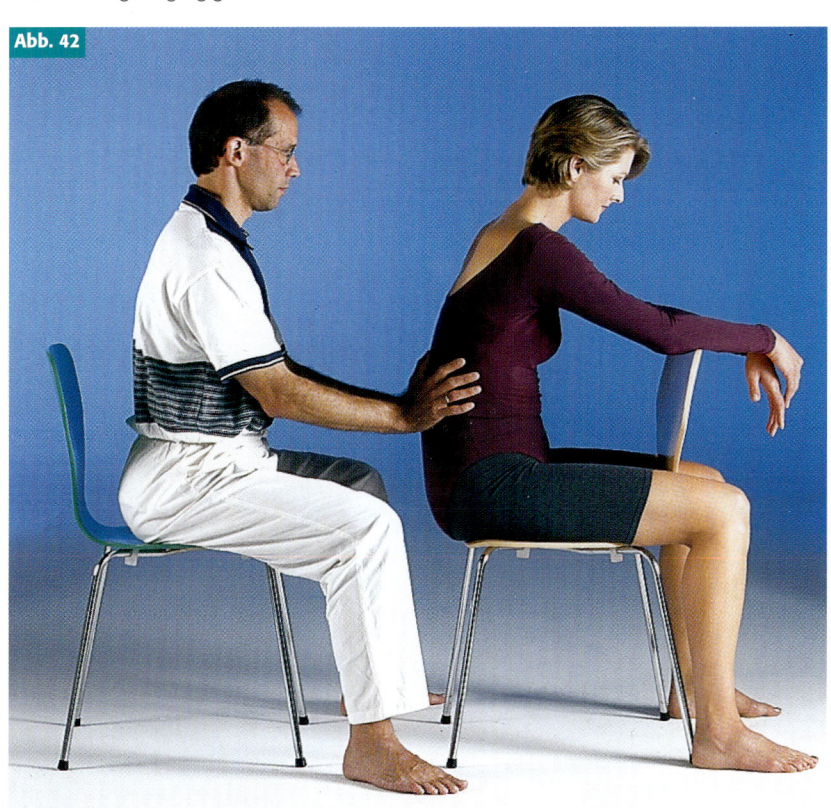

Abb. 42

Hintere Ausprägung – Atem und Qualität

Bedürfnis:

Wenn Sie hemmende Muskelspannungen im unteren Rücken abbauen und das Gefühl von Atemtiefe verbessern wollen.

Übungsausführung:

Im Liegen: Sie haben beide Beine gut angestellt. Langsam das Becken aufrichten – den Hohlraum zwischen Lendenwirbelsäule und Matte verkleinern – und wieder zurückrollen (Abb. 43, 44). Allmählich die Bewegung ausdehnen, bis sich Gesäß und Rücken von der Matte lösen und eine schiefe Ebene entsteht (Abb. 45). Die Bewegung im Einklang mit dem Atem ausführen.

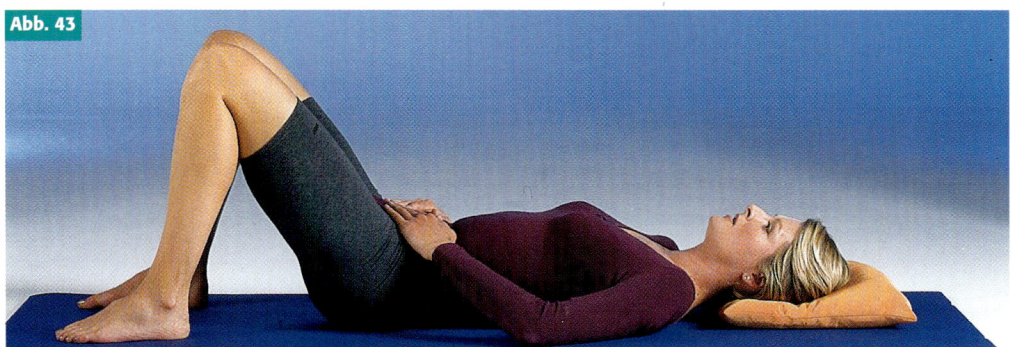

Abb. 43

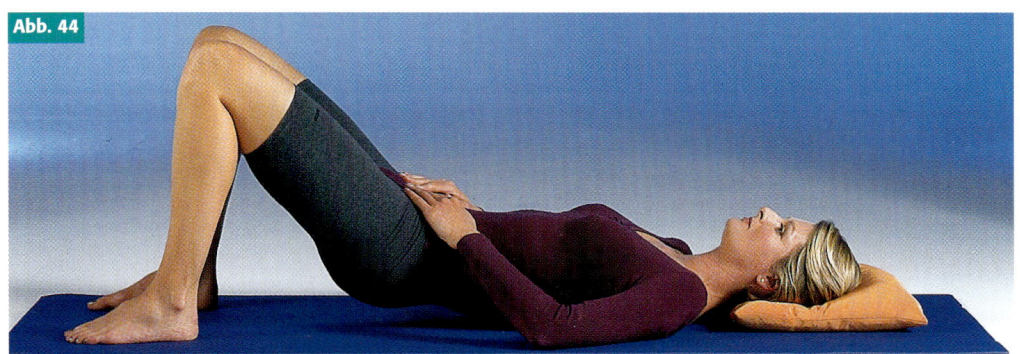

Abb. 44

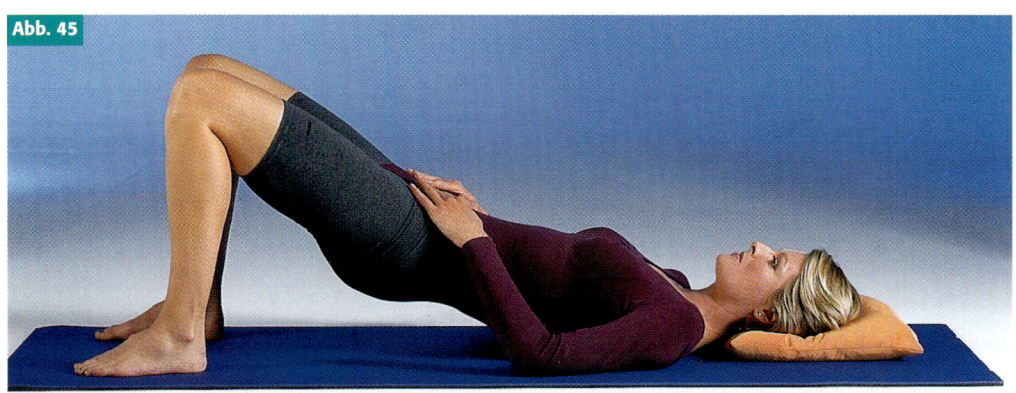

Abb. 45

Variation:
Die Aufricht-Kipp-Bewegung durch eine kleine Kreisbewegung ersetzen (Becken hält Bodenkontakt!).

Körperwahrnehmung:
- Wie fühlt sich der Bereich nach der Übung an?
- In welcher Region nehmen Sie die Atmung deutlich wahr?
- Hat sich der Hohlraum unter der Lendenwirbelsäule verändert?
- Hat diese Veränderung auch Auswirkungen auf andere Körperbereiche?

Hinweise:
1. Den Abstand zwischen Ferse und Gesäß nicht zu groß wählen.
2. In der schiefen Ebene den Körper nicht überstrecken.

Hintere Ausprägung – Atem und Entspannung

Bedürfnis:
Wenn Sie muskuläre Verspannungen im Bereich des unteren Rückens lösen möchten.

Übungsausführung:
Sie legen sich in Rückenlage einen Tennisball im Bereich der Lendenwirbelsäule unter einen der beiden dicken Muskelstränge, die rechts und links entlang der Wirbelsäule verlaufen. Beide Beine gestreckt liegen lassen (Abb. 46).

Variation:
1. Gleichseitiges Bein anstellen (Abb. 47).
2. Gleichseitiges Bein zum Bauch anziehen (Abb. 48). Sehr intensiv!

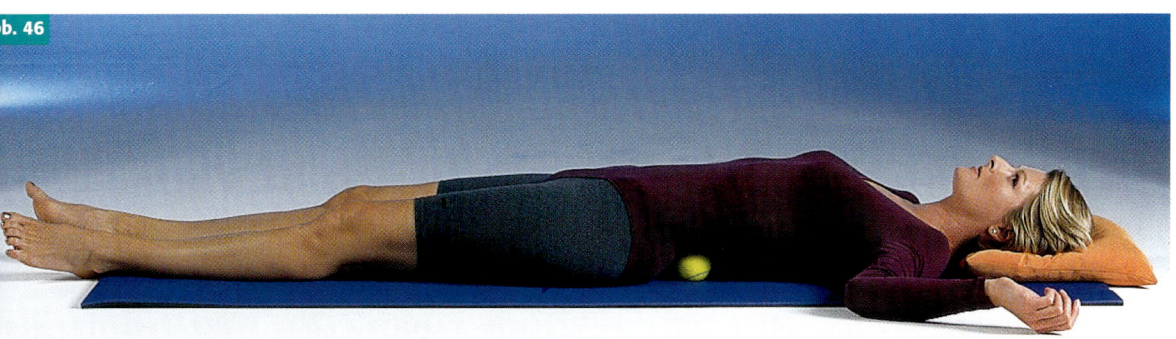

Abb. 46

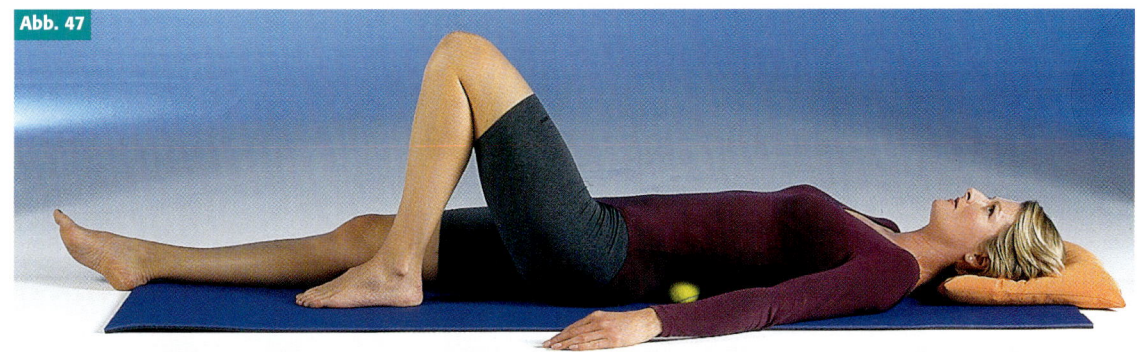

Abb. 47

Abb. 48

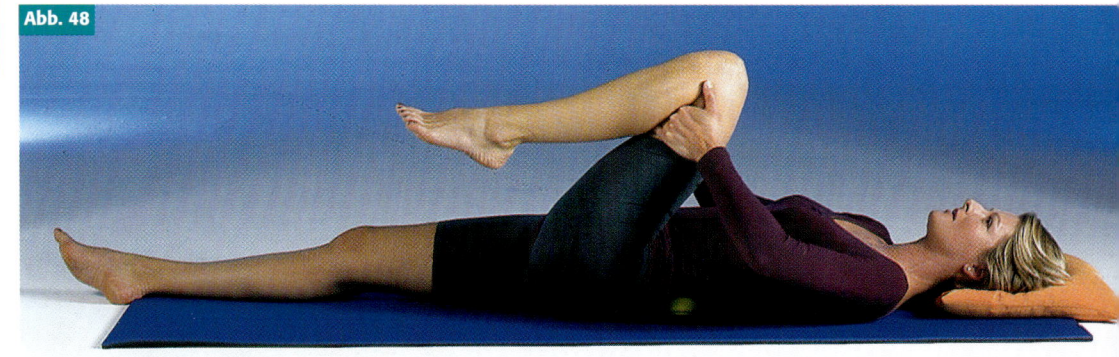

Körperwahrnehmung:
- Sind Sie geneigt, den Atem anzu-halten?
- Gelingt es Ihnen, trotzdem weiter-zuatmen, den »Widerstand« zu überwinden?
- Vergleichen Sie Atmung und Körper-kontakt im Nachspüren genau mit den Anfangsbedingungen.

Hinweise:
1. Der Ball darf in keinem Fall unter knöchernen Anteilen liegen.
2. Brechen Sie die Übung ab, wenn Sie merken, dass sie Ihnen nicht bekommt.

Die obere Atemdimension

Die obere Atemdimension ist die Zone, in der der Atem im Alltag am deutlich-sten erlebt wird – allerdings nicht in seiner gesamten Ausprägung, sondern in vielen Fällen begrenzt auf die Brust-mitte. Außerdem zieht sich eine scharfe Trennlinie durch den Rumpf, die deut-lich die obere von der unteren Atem-dimension trennt. Für diese Trennung immer nur die fehlende aufrechte

Abb. 49 Obere Atemdimension

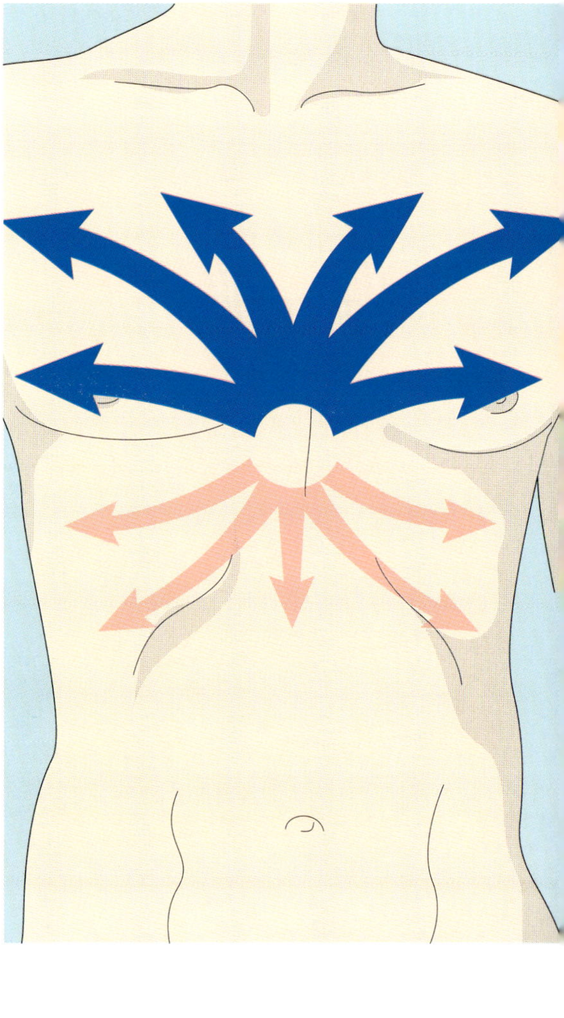

Haltung verantwortlich zu machen oder die zu enge Kleidung, das würde die Grundsituation der Betroffenen nur unzureichend erfassen. Krankhafte Veränderungen und Funktionsstörungen ausgeschlossen, lassen sich direkte Beziehungen zur Lebens- und Arbeitssituation des Einzelnen herstellen. Psychische Anspannung und Belastungen verändern den Atem. Er wird flach und unrhythmisch (siehe S. 21).

Dem Wunsch, sich zu öffnen, können die Atemübungen der oberen Atemdimension dienen. Es entsteht wieder ein Gefühl für diese Dimension, für ihre Ausprägungen. In Verbindung mit den Übungen der unteren Atemdimension entwickelt sich allmählich wieder eine Gesamtdimension. Einige der Übungen eignen sich, um kurzfristig vor Ort, z. B. am Arbeitsplatz, für Entlastung und Entspannung zu sorgen.

Hinweis:
Die Dehnübungen zwei- bis dreimal 15–30 Sekunden vorsichtig dynamisch durchführen.
Dynamisch bedeutet: Mit dem Einatmen die Dehnspannung etwas verstärken, jedoch keinen Schmerz provozieren! Mit dem Ausatmen wieder nachlassen.

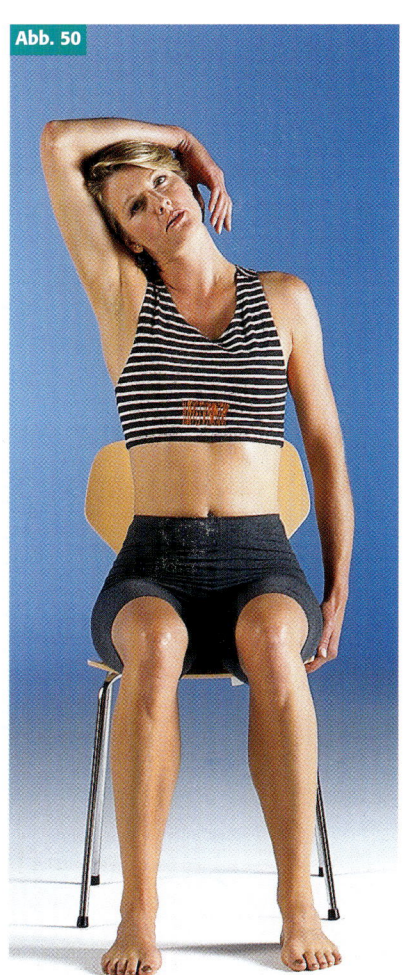

Abb. 50

Schultermuskulatur

Ausführung: Sie legen den Kopf im Sitzen gegen einen Oberarm (nicht ziehen!). Mit der freien Hand greifen Sie unter die Sitzfläche und üben einen leichten Zug nach unten aus (Abb. 50).

Hinweis: Den Kopf zur Seite legen, nicht drehen!

Schultermuskulatur

Ausführung: Sie legen wie vorher den Kopf gegen den Arm und neigen ihn mit einer leichten Drehung etwas nach vorne. Die andere Hand greift hinter der Hüfte an den Hocker (Abb. 51).

Hinweis: Wenn Taubheitsgefühle auftreten, Übung abbrechen und einen Fachtherapeuten befragen.

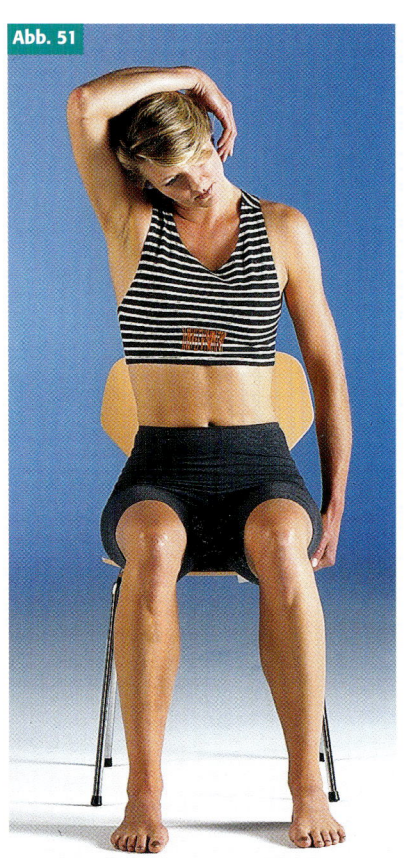

Abb. 51

Brustmuskulatur

Ausführung: Im Unterarmstütz einen Arm nach außen schieben, versuchen, mit der gleichseitigen Schulter zur Matte zu kommen. Der Blick geht zur Stütz-hand (Abb. 52).

Hinweis: Den Arm in unterschiedlichen Winkeln nach außen schieben. Bei Schulterbeschwerden mit Vorsicht vor-gehen.

Schulterblattmuskulatur

Ausführung: Den Ellenbogen zur gegenüberliegenden Schulter ziehen. Der Unterarm zeigt nach oben (Abb. 53).

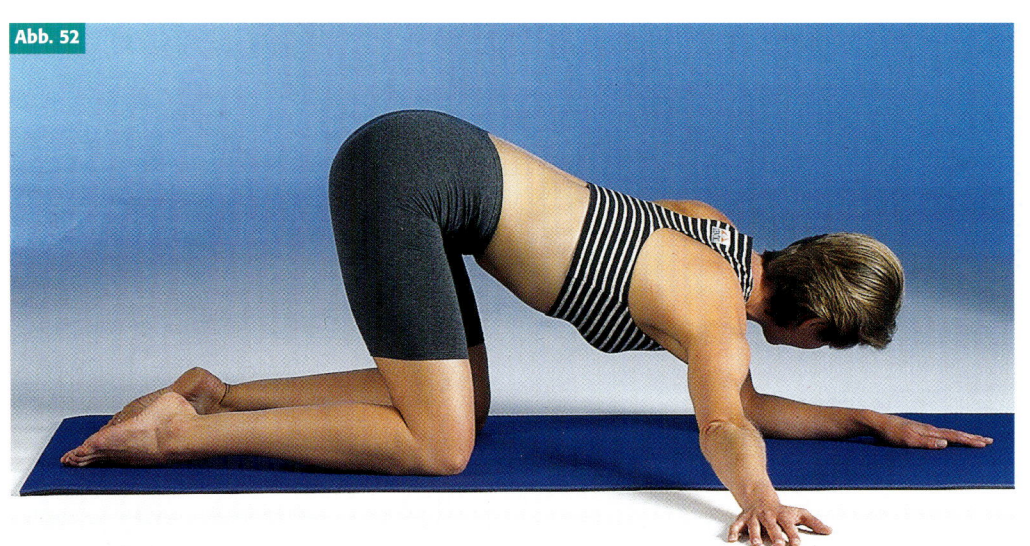

Abb. 52

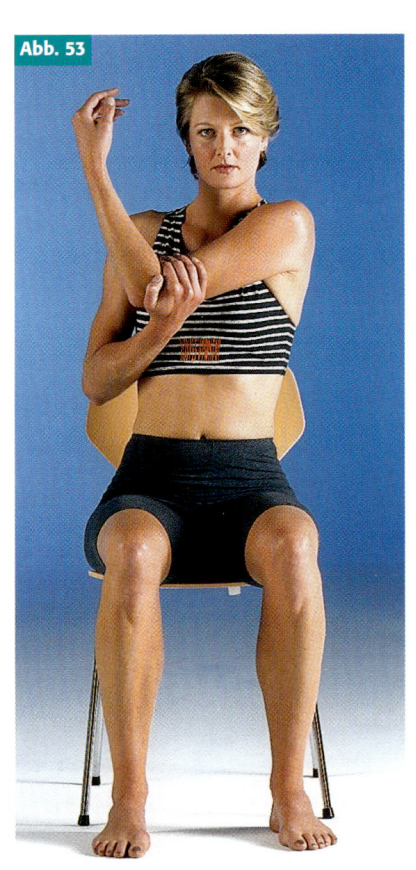

Abb. 53

Breite Rückenmuskulatur

Ausführung: Im Unterarmstütz schieben Sie einen Arm gerade nach vorne, gleichzeitig gehen Sie mit dem Gesäß in Richtung Fersen.
Schulter und Brustkorb etwas nach außen ziehen – das verstärkt die Dehnung (Abb. 54).

Hinweis: Mit dem Ausatmen den Zug etwas verstärken.

Zwischenrippenmuskulatur

Die Dehnung der Zwischenrippenmuskulatur ist selbstständig nur schwierig durchzuführen. Bei fehlender oder mangelnder Rippenbeweglichkeit ist es günstig, einen entsprechenden Fachtherapeuten zu befragen.

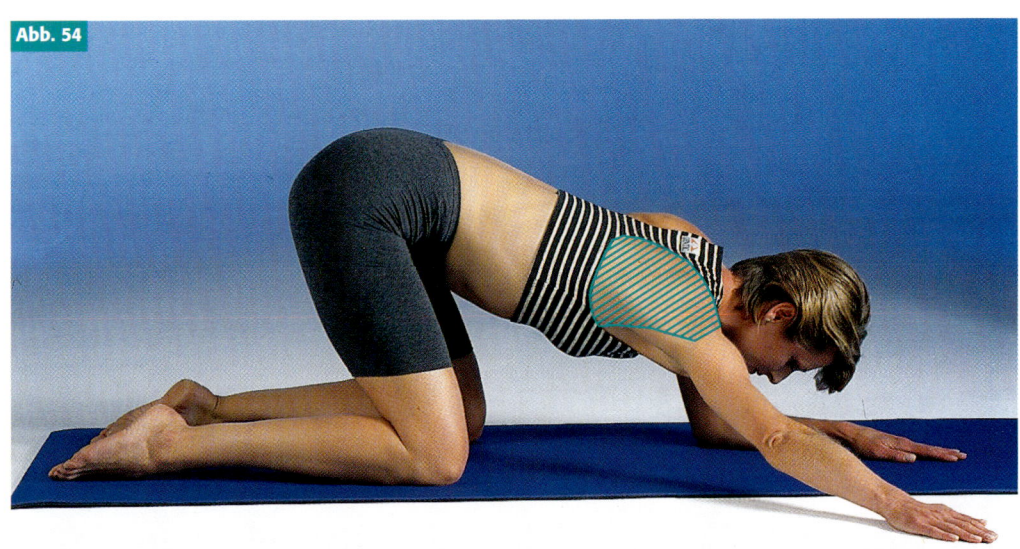

Abb. 54

Vordere Ausprägung – Atem kennen lernen

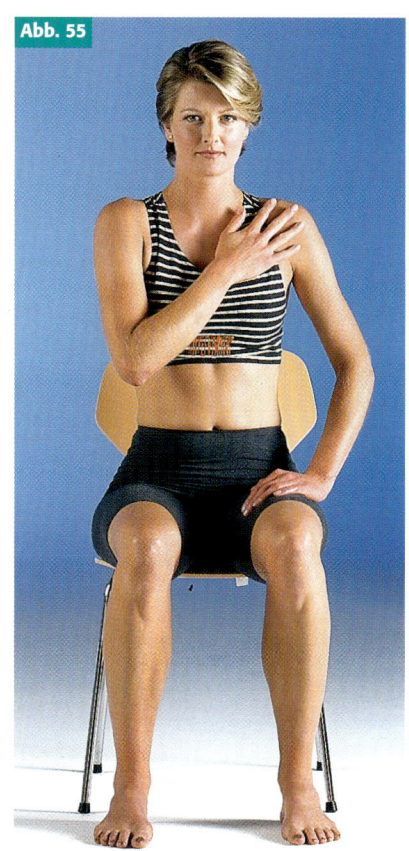

Abb. 55

Bedürfnis:
Sie möchten den Ist-Zustand Ihrer oberen Atemdimension erfassen und gleichzeitig etwas sensibilisieren.

Übungsausführung:
Im Sitzen: Sie legen Ihre rechte Handfläche auf den Bereich knapp unterhalb des linken Schlüsselbeines. Der Zeigefinger liegt auf oder parallel zum Schlüsselbein.

Variation:
Im Liegen: Sie legen sich in Rückenlage ein leichtes Bohnensäckchen auf diese Körperpartie (Abb. 56).

Körperwahrnehmung:
- Bewegt sich diese Partie sanft auf und ab?
- Bestehen Unterschiede zwischen linker und rechter Seite?
- Wie wirken sich unterschiedliche Sitzpositionen aus?
- Verstärkt sich die Atembewegung, wenn Sie zwischendurch die Dehnübung für die Schultermuskulatur und Brustmuskulatur (siehe S. 47f.) nochmals wiederholen?

Hinweis:
Kissen unter den Kopf legen.

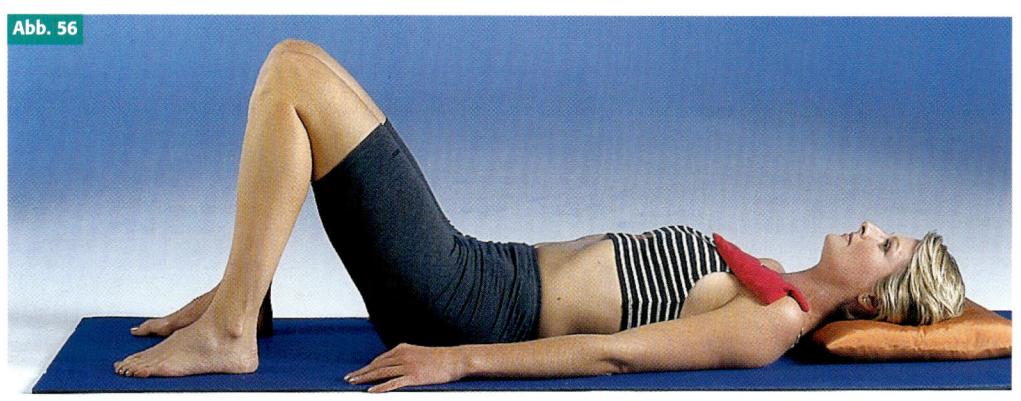

Abb. 56

Vordere Ausprägung – Atemqualität

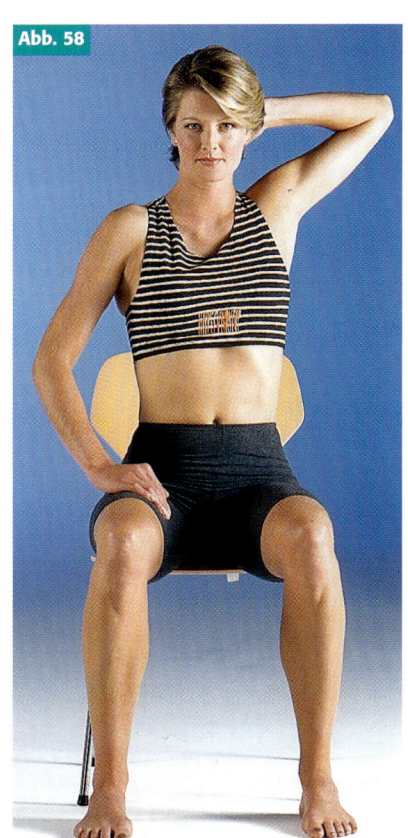

Abb. 58

Bedürfnis:
Wenn Sie täglich längere Zeit sitzen und im Wechselspiel Muskeln dehnen und die oberen Lungenspitzen belüften möchten.

Übungsausführung:
Im Liegen: Sie liegen in Rückenlage, die linke Hand liegt unter dem Kopf. Den Ellenbogen zur Unterlage ziehen (Abb. 57). Über zwei Atemzüge die Position halten und wieder loslassen. Nach gewisser Zeit Seitenwechsel.

Variation:
1. Anstelle des Zuges nach unten den Ellenbogen nach außen ziehen.
2. Die Übung ist auch im Sitzen möglich, dann den Ellenbogen vorsichtig nach hinten oben ziehen (Abb. 58).

Körperwahrnehmung:
- Worin besteht nach der Übung für Sie der größte Unterschied?
- Fühlt sich der obere frontale Bereich offener an?

Hinweis:
Bei akuten Schulterbeschwerden auf diese Übung verzichten.

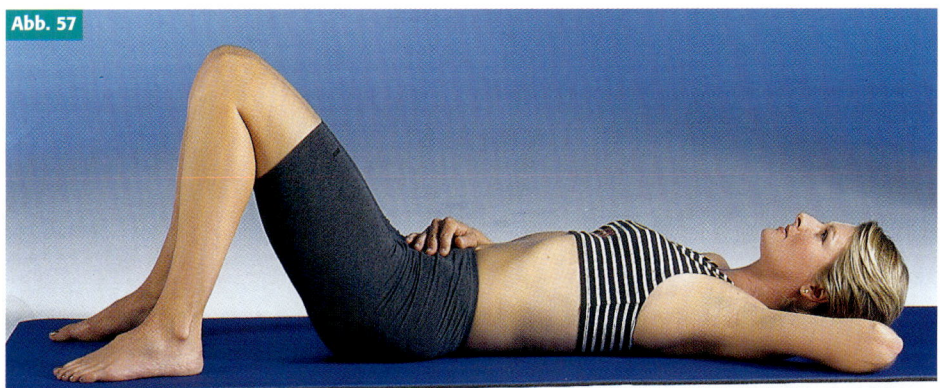

Abb. 57

Vordere Ausprägung – Atem und Entspannung

Bedürfnis:
Wenn Sie die Beweglichkeit der Brustwirbelsäule erhalten wollen und sich die obere Atemdimension wieder eröffnen möchten.

Übungsausführung:
In Seitlage beide Arme übereinander legen (Abb. 59). Den oberen Arm in einem weiten Bogen langsam in Richtung Decke und nach hinten bewegen. Kopf und Schulterachse bewegen sich mit (Abb. 60). Zwei bis drei Atemzüge den gestreckten Arm dort ruhen lassen und dann wieder auf demselben Weg in die Ausgangsposition zurückkehren. Nach einer Pause wiederholen.

Körperwahrnehmung:
- Wenn in der geöffneten Position Spannung entsteht, gelingt es Ihnen, diese mit Hilfe der Atmung zu beeinflussen?
- Welche Veränderungen, sowohl was die Beweglichkeit als auch die Atemausprägung anbelangt, können Sie im Verlauf des Übens feststellen?
- Bei Seitenwechsel: Welche Unterschiede zwischen der beübten und der nicht beübten Seite werden deutlich?

Hinweise:
1. Kissen für den Kopf benützen.
2. Bei zu großer Drehspannung das obere Bein leicht nachsetzen.

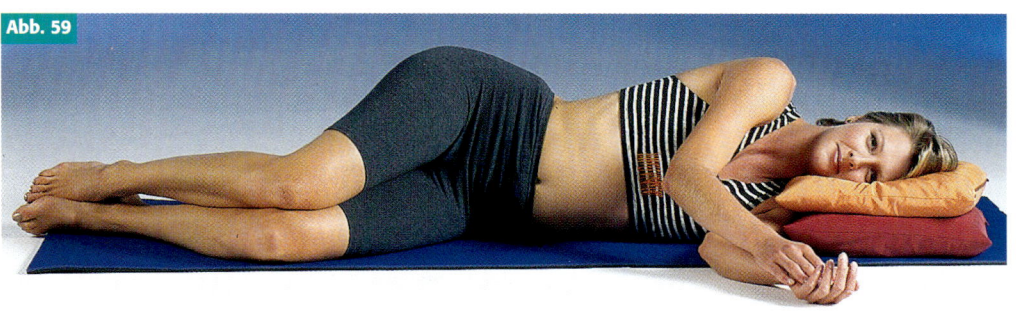

Abb. 59

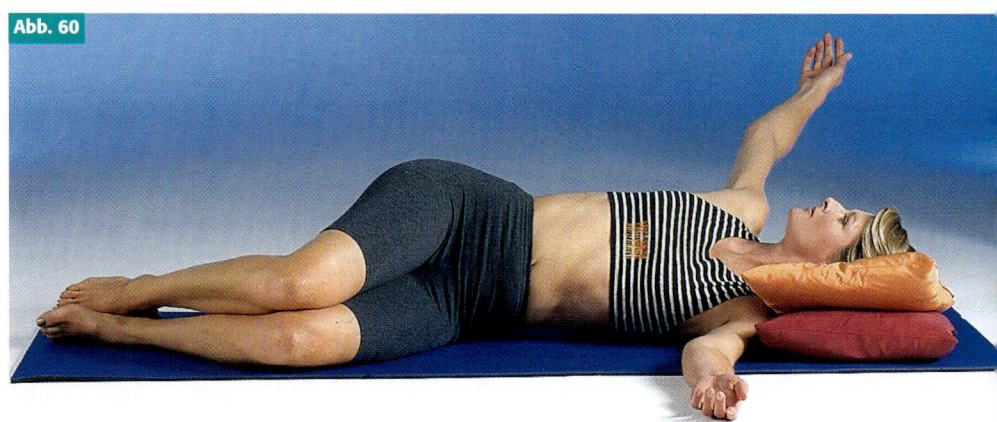

Abb. 60

Seitliche Ausprägung – Atem kennen lernen

Bedürfnis:
Wenn Sie die Atembewegung im oberen Brustkorbabschnitt erfahren möchten.

Übungsausführung:
Im Sitzen: Sie legen sich einen Tennisball in die Achselhöhle und lassen den Arm entspannt auf dem Oberschenkel ruhen, so dass der Ball über den Oberarm in der Achselhöhle festgeklemmt wird (Abb. 61).

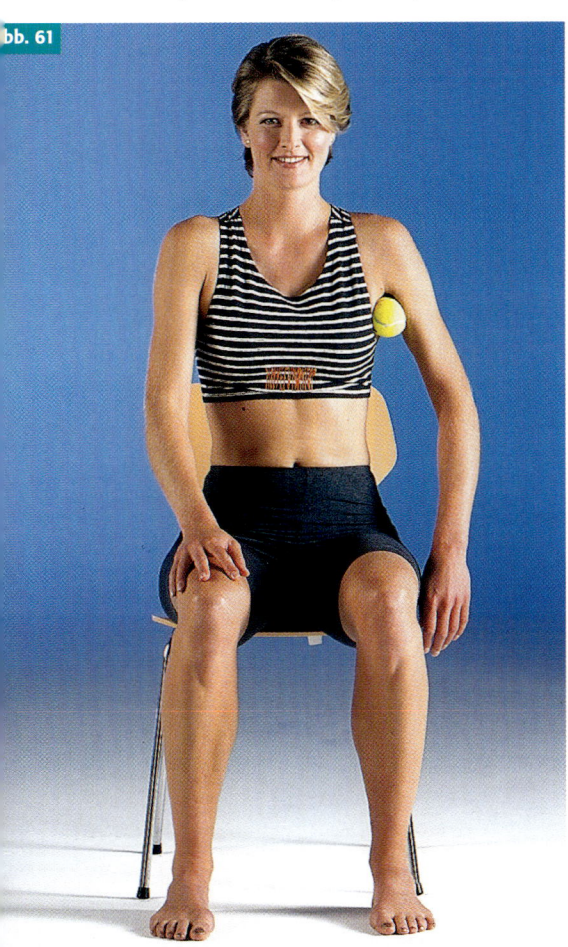

Abb. 61

Körperwahrnehmung:
- Lässt sich die Ausdehnung bzw. eine Bewegung der Rippen im seitlichen oberen Bereich spüren?
- Wie fühlt sich die beübte Seite im Vergleich zur nicht beübten Seite an?
- Ist die Ausprägung auf beiden Seiten gleichermaßen deutlich oder einseitig dominant?
- Wenn einseitig, handelt es sich um Ihre Arbeits- oder Schmerzseite?

Hinweise:
1. Den Ball nicht aktiv mit dem Arm in die Achselhöhle drücken.
2. Bei auftretenden Sensibilitätsstörungen den Ball entfernen.

Seitliche Ausprägung – Atem kennen lernen

Bedürfnis:
Wenn Sie die Belüftung der oberen Lungenspitzen verstärken möchten.

Übungsausführung:
Im Sitzen: Sie legen sich ein Badetuch unter den Achselhöhlen hindurch und greifen die Enden über Kreuz. Sie nehmen zunächst den Atemrhythmus auf und leisten dann beim Einatmen leichten Widerstand (Abb. 62).

Körperwahrnehmung:
- Spüres Sie auf beiden Seiten gleichermaßen die Ausdehnung?
- Wie wirkt sich dieses Üben auf die untere Dimension aus?
- Wie deutlich nehmen Sie die Ausdehnung im Nachspüren wahr?

Hinweise:
1. Nicht die Schultern hochziehen.
2. Bei unangenehmen Engegefühlen die Übung abbrechen.

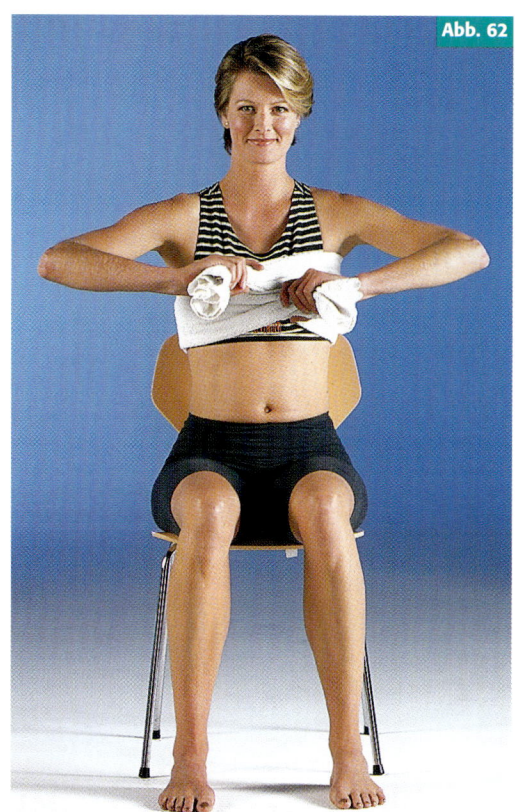

Abb. 62

Seitliche Ausprägung – Atem und Entspannung

Bedürfnis:
Wenn Sie Ihre seitliche obere Atem-dimension ausgiebig belüften wollen.

Übungsausführung:
Partnerübung im Liegen: Ein Partner liegt auf der Matte, der andere sitzt am Kopfende in Verlängerung des Armes. Der Sitzende hält den Arm an Ellen-bogen und Handgelenk und zieht ihn vorsichtig zu sich, wenn möglich im Atemrhythmus (Abb. 63).

Variation:
Im Sitzen beide Arme in die Hände des Partners legen. Dieser zieht die Arme im Atemrhythmus nach außen und lässt sie wieder zurückgleiten (Abb. 64). Sehr anstrengend!

Körperwahrnehmung:
• Unterstützt die Übung die Ein-atmung in der oberen Dimension?
• Wie deutlich werden Sie nach der Übung weit und schmal?

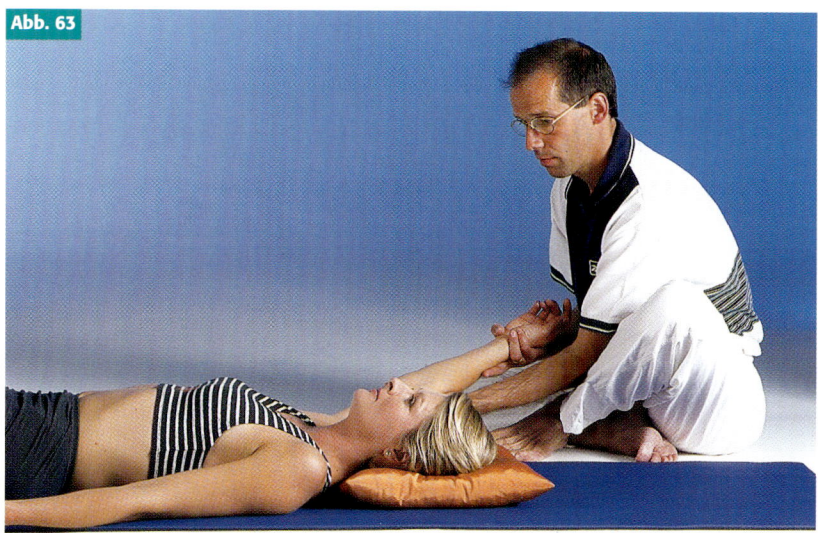

Abb. 63

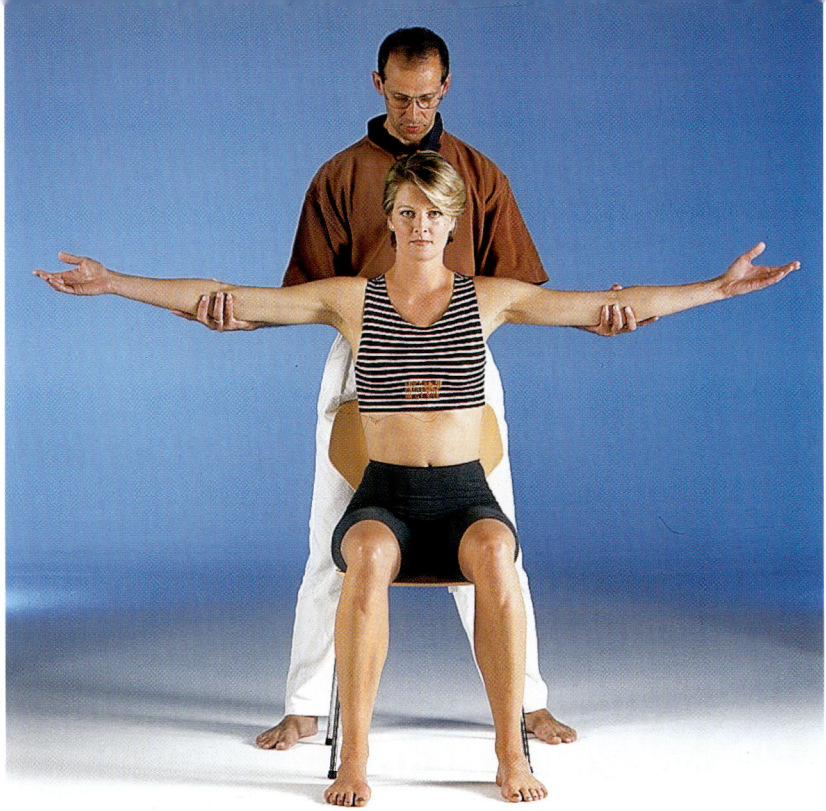

Abb. 64

- Gelingt es Ihnen, loszulassen, und lösen sich auch Muskelverspannungen im oberen Rücken?

Hinweise:
1. Bei Schulterbeschwerden auf diese Übung verzichten oder nur in einem begrenzten, tiefer gelegenen Dehnbereich durchführen.
2. Die Übung im Atemrhythmus des Liegenden bzw. Sitzenden durchführen.

Hintere Ausprägung – Atem kennen lernen

Bedürfnis:
Wenn Sie das Ausmaß der Atembewegung im Bereich der Schulterblätter erfahren möchten.

Übungsausführung:
Im Liegen: Sie haben die Arme um sich gelegt, ohne Zug über die Ellenbogen auszuüben (Abb. 65).

Variation:
1. Die »Umarmung« etwas stärker ausführen.
2. Mit angestellten Beinen üben (Abb. 66).

Körperwahrnehmung:
- Wo spüren Sie die Atmung zunächst am deutlichsten?
- Wie verändert sich im Verlauf eines Atemzuges der Kontakt des Schulterblattes zur Unterlage?
- Lässt sich diese Beobachtung auch im Nachspüren machen?
- Verändert sich die Wahrnehmung, wenn Sie das Kissen wegnehmen oder die Beinstellung variieren?

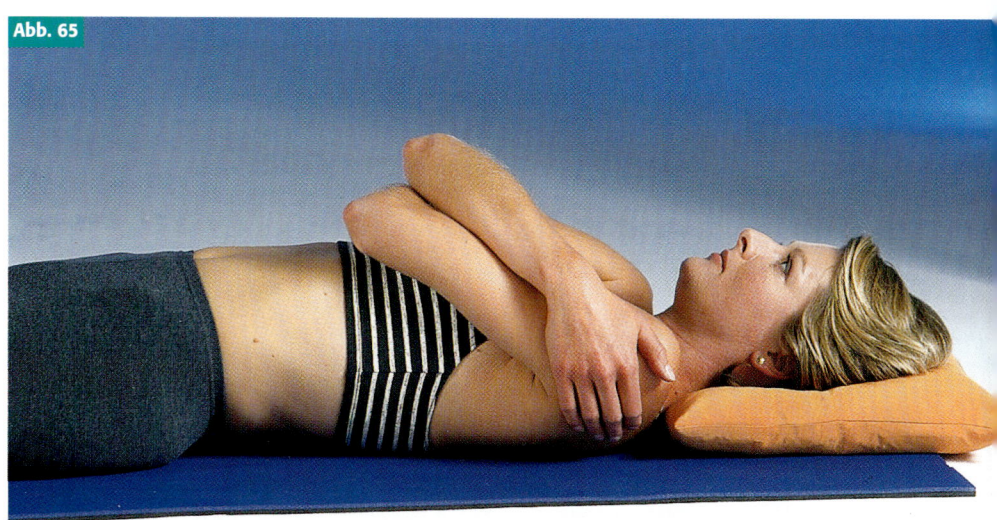

Abb. 65

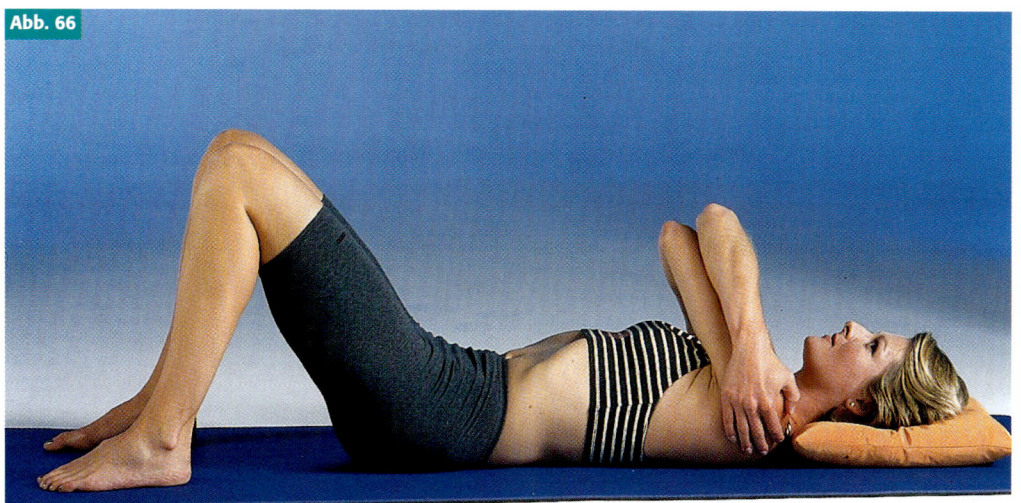

Abb. 66

Hinweise:
1. Eine härtere Unterlage erleichtert die Wahrnehmung.
2. Kissen unter den Kopf legen.

Hintere Ausprägung – Atem und Qualität

Bedürfnis:
Wenn Sie die hintere Ausprägung durchlässiger machen möchten.

Übungsausführung:
Im Sitzen: Sie legen die Hände auf die

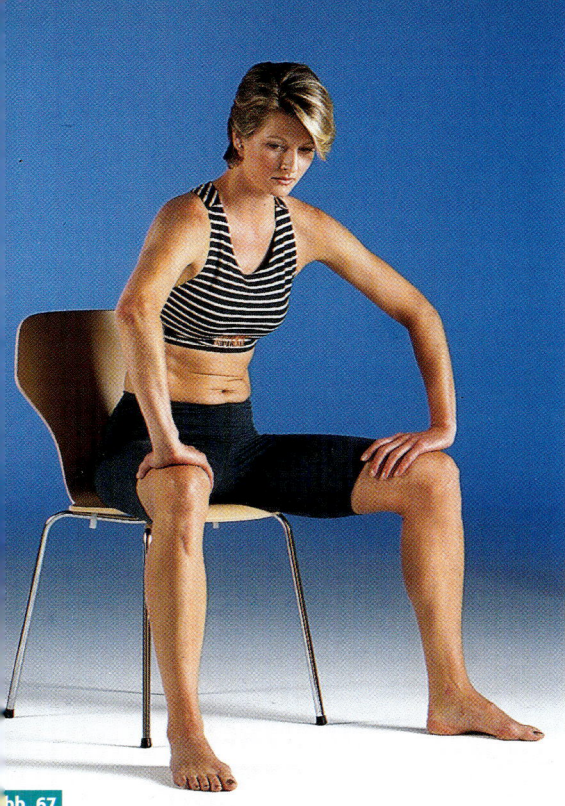

bb. 67

Körperwahrnehmung:

- Wieviel Spannung sitzt zwischen den Schulterblättern?
- Öffnet sich dieser Bereich für die Atmung?
- Ist im Nachspüren eine kleine Atembewegung spürbar?
- Wie fühlt sich die Muskulatur nach dem Üben an?

Hinweise:

1. Zunächst mit kleinen Bewegungen beginnen; erst wenn sich Spannung löst, auch die Bewegungen größer werden lassen.
2. Nicht die Schultern hochziehen.

Hintere Ausprägung – Atem und Entspannung

Bedürfnis:

Wenn Sie Muskelverspannungen im Bereich des oberen Rückens lösen und gleichzeitig den Atem in die rückwärtigen Anteile locken möchten.

Übungsausführung:

Legen Sie sich zwei Tennisbälle rechts und links unterhalb oder oberhalb der Schulterblätter gegen die Rückenmuskulatur (Abb. 68).

Oberschenkel. Die Fingerspitzen zeigen nach innen, der Daumen zeigt nach außen. Das Becken leicht aufrichten. Sie nehmen den Atemrhythmus auf und beginnen langsam, die Ellenbogen mit dem Einatmen nach vorne außen zu ziehen (Abb. 67).

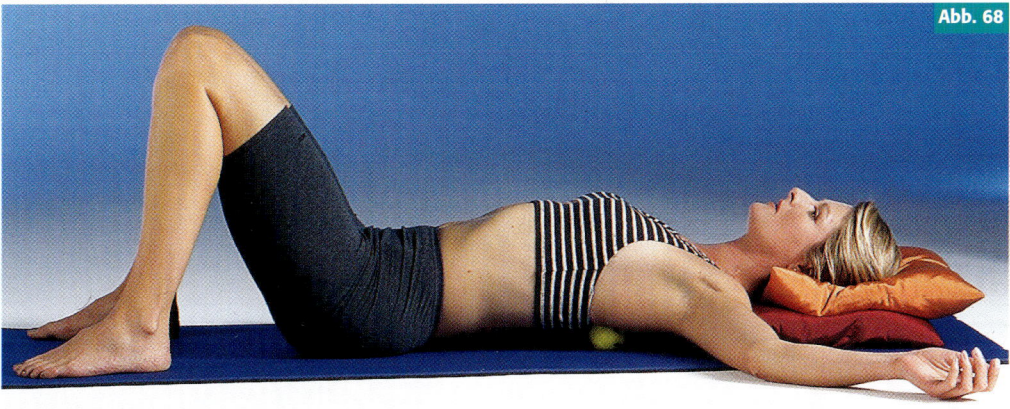

Abb. 68

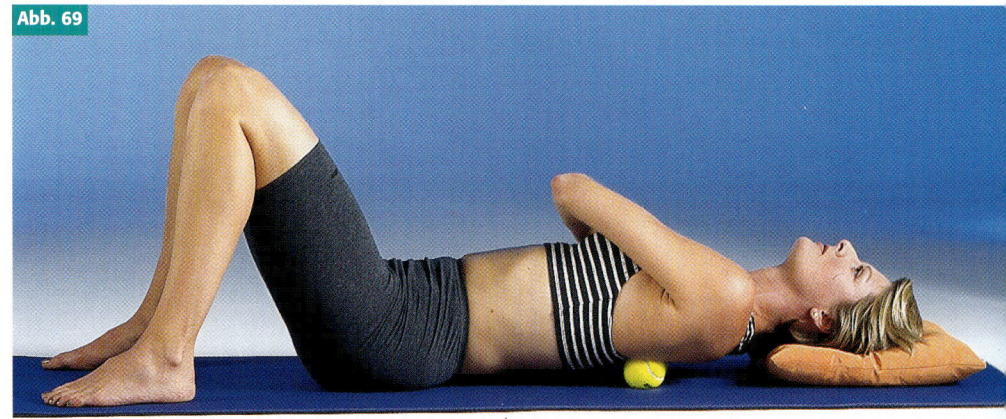

Abb. 69

Variation:

1. Nur mit einem Ball einseitig durch-führen.
2. In Verbindung mit der unteren Atemdimension (siehe S. 45)

Körperwahrnehmung:

- Gelingt es Ihnen, über den Atem Spannung abzubauen?
- Spüren Sie den Atem im Nachspü-ren ohne die unterlegten Bälle in dieser Ausprägung deutlicher?
- Hat sich etwas an der Muskel-spannung geändert?

Hinweise:

1. Bälle nie direkt unter knöcherne Anteile legen.
2. Bei Taubheitsgefühlen und Sensibili-tätsstörungen sofort die Übung abbrechen.

Die Gesamt-dimension

Die Gesamtdimension umfasst beide Einzeldimensionen in ausgewogenem Maße. Was bisher schwerpunktmäßig – nicht ausschließlich – aktiviert wurde, fügt sich jetzt zu einem ausgewogenen Gesamtbild zusammen.

Gesamtdimension 1 – Atem kennen lernen

Bedürfnis:

Wenn Sie im Sitzen Ihre Haltung gezielt über die Atmung unterstützen wollen.

Übungsausführung:

Sie sitzen aufrecht, die Sitzbeinhöcker dienen als Basis. Sie lassen einen klei-nen Beckenkreis entstehen (Abb. 70), der sich im Laufe der Übung spiralig immer weiter nach oben ausdehnt, bis die Schulterachse einen größeren Kreis beschreibt (Abb. 71). Von oben betrach-tet entsteht das Bild eines Trichters.

Körperwahrnehmung:

- Wird der Atem durch die Kreise angeregt?
- Entsteht im Nachschwingen eine aufrichtende Kraft?
- Wie wirkt sich diese Übung auf das Stehen aus?
- Unterstützt sie auch das Gleich-gewichtsempfinden?

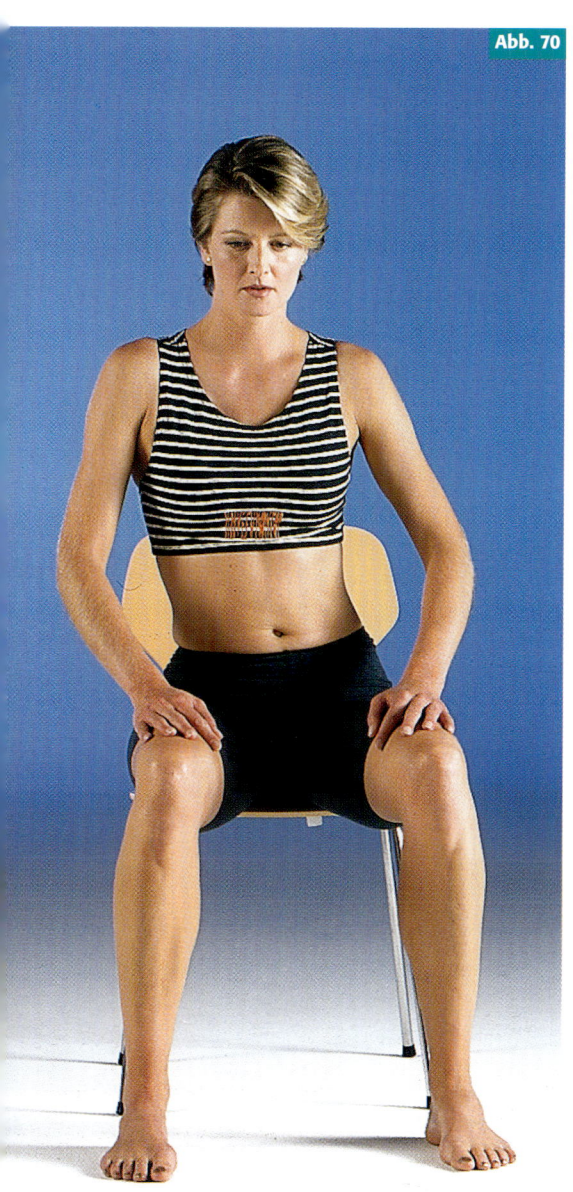

Abb. 70

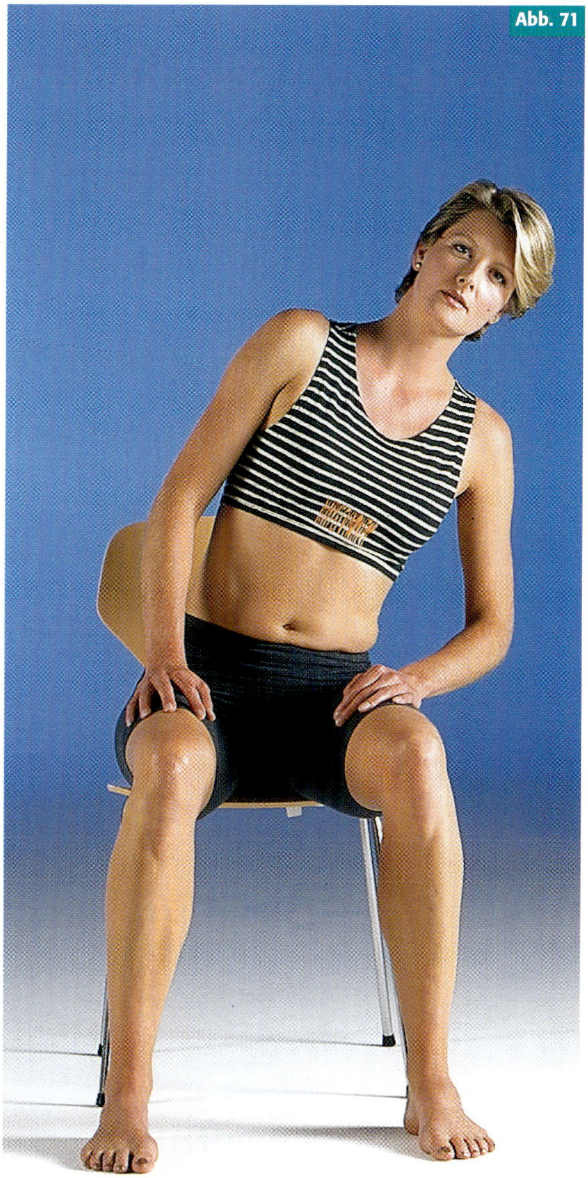

Abb. 71

Hinweise:

1. Das Ausmaß der Kreise am individuellen Wohlbefinden ausrichten.
2. Bei auftretendem Schwindel die
   Übung abbrechen.

Gesamtdimension 2 – Atemqualität »Vier-Richtungs-Atemtechnik«

Bedürfnis:
Wenn Sie einmal müde und abge-
spannt sind und wieder tief durchatmen
möchten.

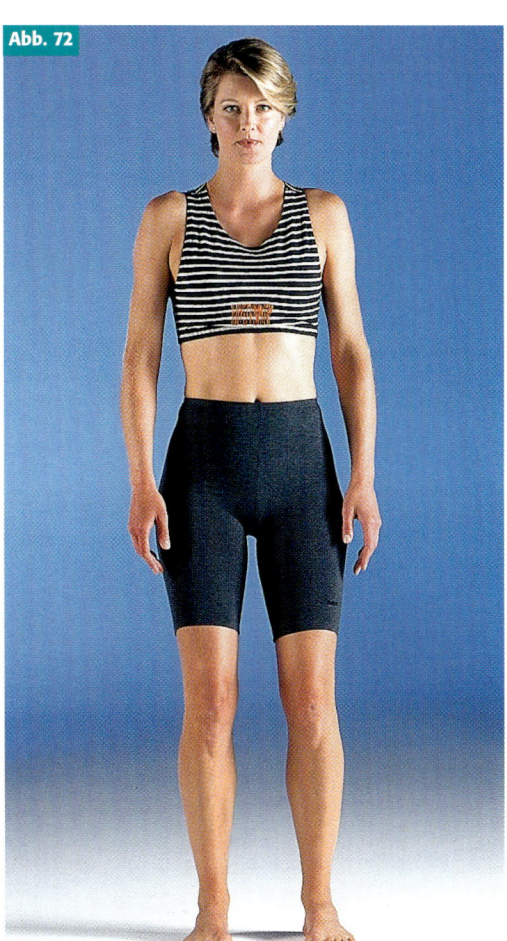

Abb. 72

Übungsausführung:
Im Stehen: Sie beginnen mit zwei ruhigen Atemzügen nur durch die Nase.
Die Arme begleiten durch eine Auf-
und Abwärtsbewegung den Atem.

1. Richtung – nach vorne: Sie atmen
   tief ein, die Hände gehen nach
   oben bis auf Höhe des Brustkorbes,
   mit einem deutlich hörbaren Zischlaut »tsss« ausatmen und die Arme
   nach vorne strecken (Abb. 73).

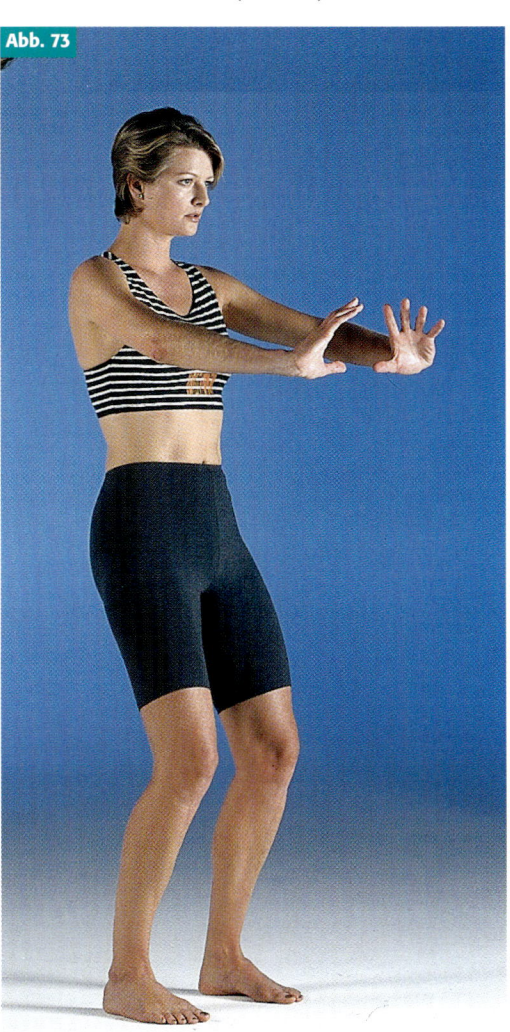

Abb. 73

Abb. 74

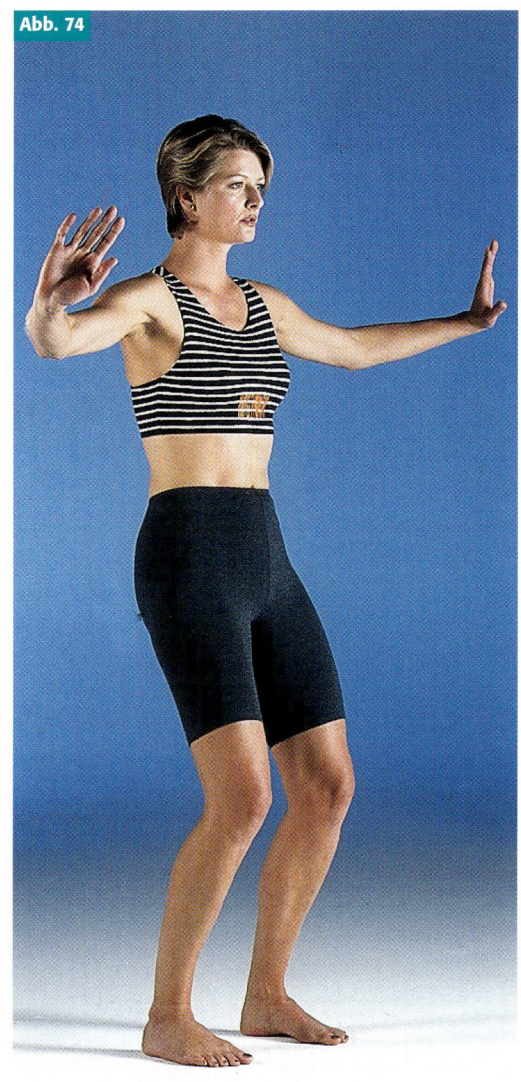

Abb. 75

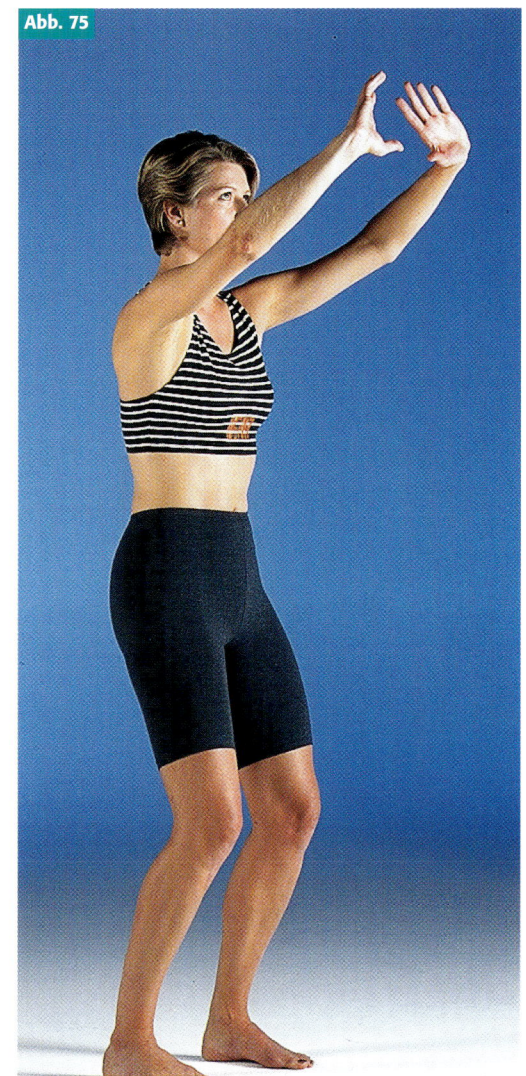

2. Richtung – zur Seite: Die Arme wieder zum Brustbein zurückholen, dabei tief einatmen und mit dem Ausatmen zur Seite nach außen schieben (Abb. 74).

3. Richtung – nach oben: Nach dem Zurückholen die Arme mit der betonten Ausatmung von der Mitte nach oben schieben (Abb. 75).

4. Richtung – nach unten: Zum Abschluß des Viererzyklus die Arme wieder von der Mitte sanft nach unten drücken (Abb. 76).

Die Ausatmung erfolgt immer in Verbindung mit dem Zischlaut »tsss«. Diesen Viererzyklus zwei- bis dreimal wiederholen. Dazwischengeschaltet sind immer zwei ruhige Atemzüge, wie zu Beginn.

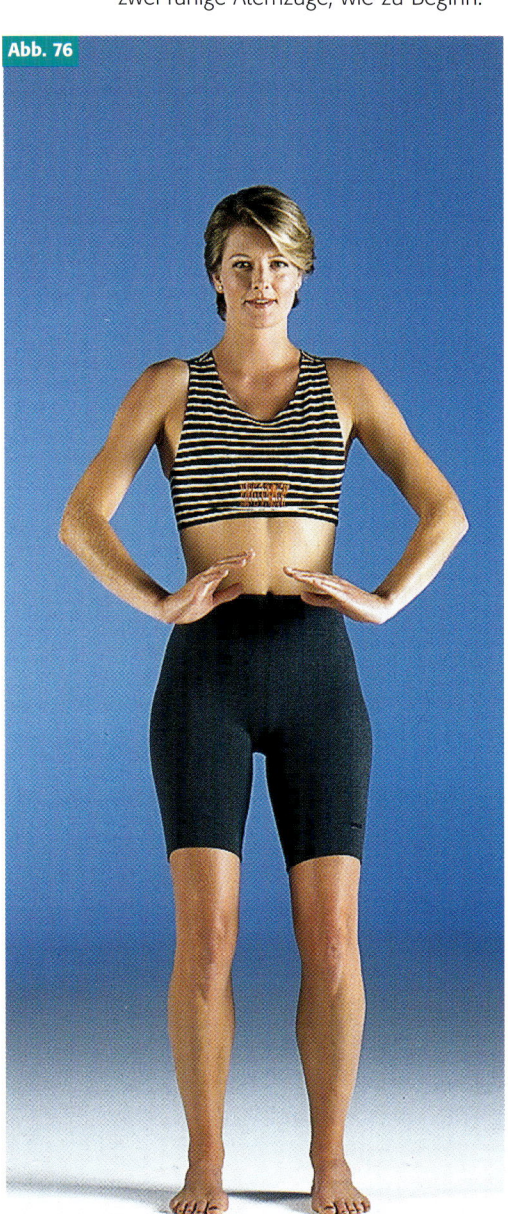

Abb. 76

Körperwahrnehmung:
- Wie wirkt sich diese Übung auf Ihr Befinden aus?
- Welches Ergebnis hat die intensive Ausatmung?
- Was verändert sich im Laufe des Übens?

Hinweise:
1. Das Ausatmen zu Beginn nicht überbetonen.
2. Die Atemzüge im Viererzyklus langsam gestalten.
3. Bei aufkommender Hyperventilation die Übung abbrechen.

Gesamtdimension 3 – Atem und Entspannung

Bedürfnis:
Wenn Sie während eines Spazierganges oder nach einer anderen Aktivität sich abschließend gut belüften wollen.

Übungsausführung:
Im Stehen: Füße deutlich über Hüftbreite stellen, die Knie sind gebeugt und die Arme in Seithalte. Mit dem Einatmen die Knie deutlicher beugen (Abb. 77), beim Ausatmen wieder in die Ausgangsposition zurückkehren (Abb. 78). Die Handflächen zeigen bei der Abwärtsbewegung nach unten, bei der Aufwärtsbewegung nach oben. Den Bewegungszyklus wiederholen Sie zweimal. Mit dem dritten Ausatmen beugen Sie den Oberkörper nach vorne und stützen sich auf den Beinen ab (Abb. 79). Zwei komplette Atemzüge in dieser Stellung bleiben, mit dem dritten Ausatmen wieder aufrichten und von vorne beginnen.

Körperwahrnehmung:
- Wird der Atem ruhiger und dadurch Ihre Bewegung langsamer?

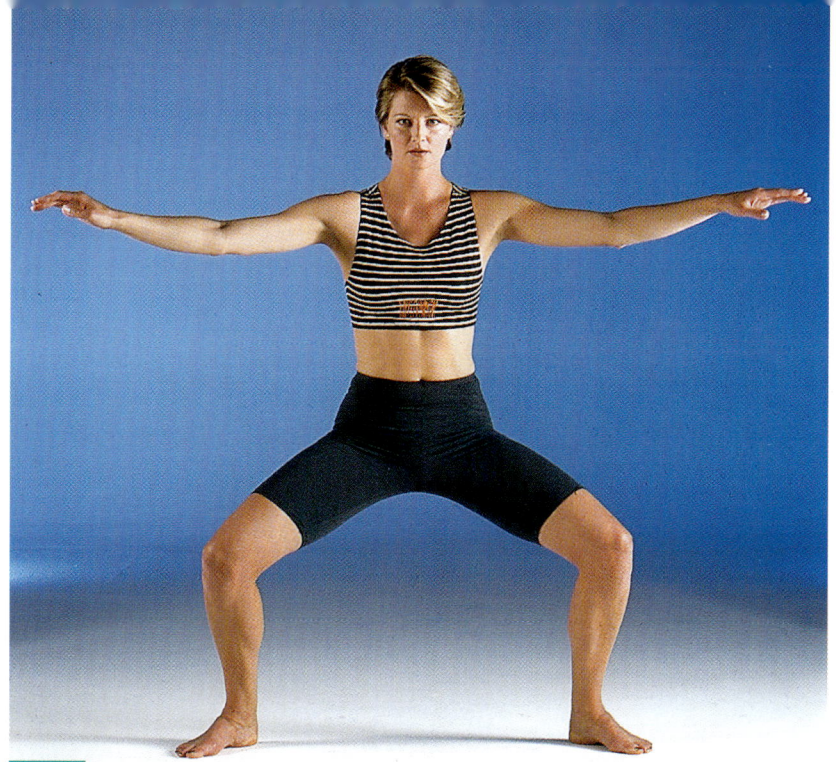

Abb. 77

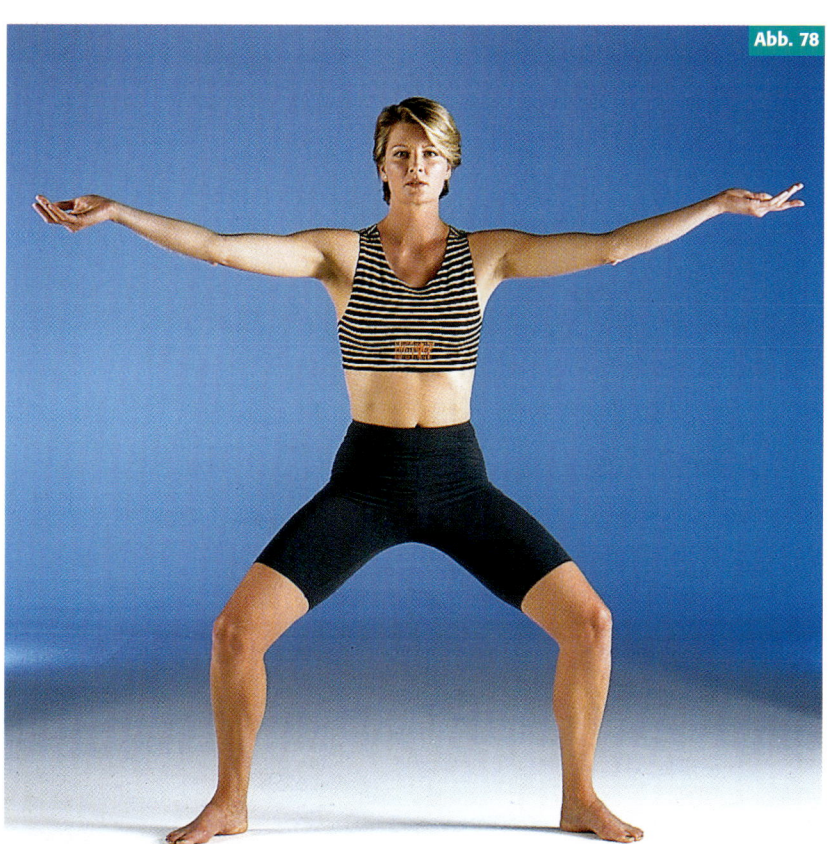

Abb. 78

- Wo spüren Sie den Atem in den jeweiligen Positionen?
- Wie geht es Ihnen danach?

Hinweise:

1. Beginnen Sie zunächst mit einem relativ kleinen Bewegungsausmaß, das Sie langsam steigern.

2. Achten Sie bei der Durchführung der Kniebeuge auf eine korrekte Ausführung – Knie nicht nach innen knicken.

3. Bei Rückenbeschwerden in der gebeugten Position in jedem Fall gut abstützen und nur einen Atemzug lang verweilen.

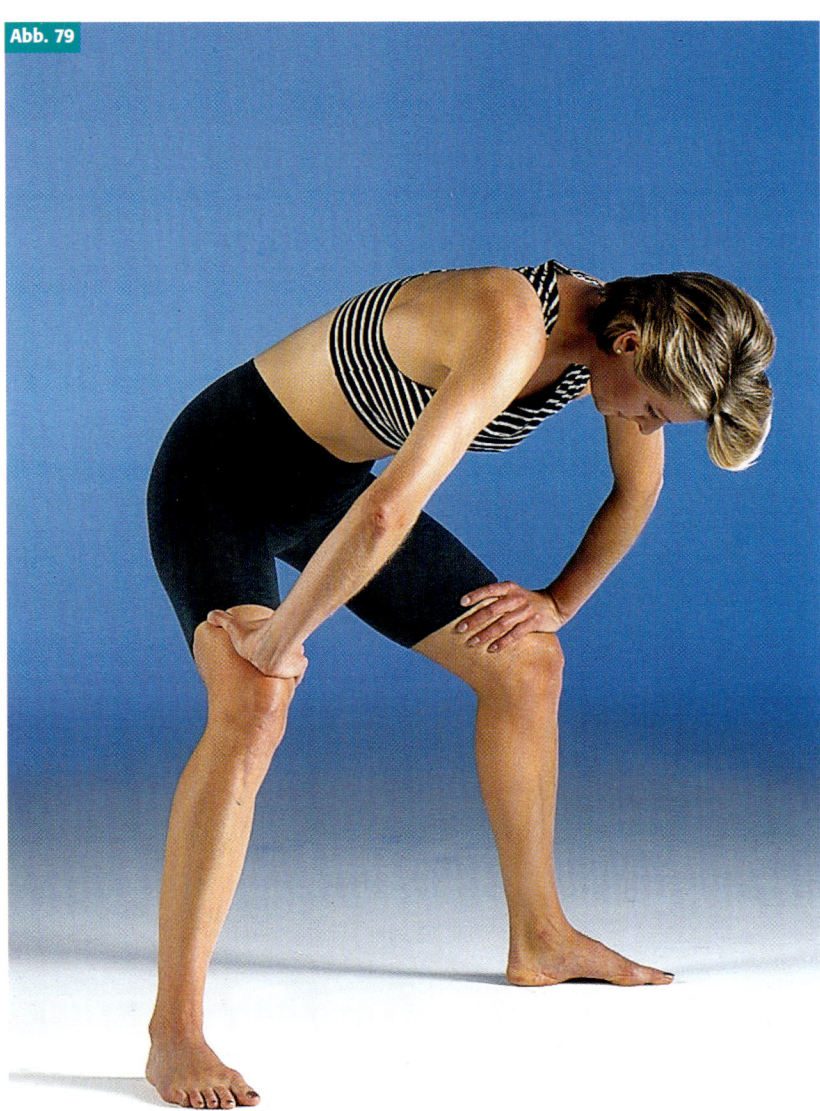

Abb. 79

Wie Sie den Atem im Alltag nutzen können

Sie sind erkältet – was ist möglich?

Durch den permanenten Kontakt der oberen und unteren Atemwege mit der Außenluft entsteht über Umwelt- und Witterungseinflüsse eine regelmäßige Auseinandersetzung mit Schmutzpartikeln und Krankheitserregern. In der Regel gelingt es dem Organismus über entsprechende Reaktionsmechanismen, z. B. indem die Nase zu laufen beginnt oder durch den Hustenreflex, sich gegen diese krankmachenden Einflüsse zu wehren.

Allerdings kann in den sogenannten Übergangszeiten Herbst/Winter und Winter/Frühjahr durch jahreszeitlich bedingte Witterungsveränderungen, z. B. weniger Sonne, die Immunabwehr herabgesetzt sein. Das vermehrte Auftreten von unspezifischen Erkältungskrankheiten kann dadurch begünstigt werden.

Diese Infekte klingen im allgemeinen je nach individueller Veranlagung und medizinischer Behandlung innerhalb kurzer Zeit wieder ab. Kommt es allerdings über respiratorische Viren zu einer Ausdehnung der Infektion in den Bronchialtrakt, können Befindlichkeitsstörungen deutlicher auftreten, da der Belüftungsmechanismus beeinträchtigt ist.

Eine mögliche Form stellt die Bronchitis dar. Bei einer Bronchitis produziert die Bronchialschleimhaut aufgrund einer Entzündung vermehrt Schleim in den unteren Atemwegen. Da die bronchialen Selbstreinigungskräfte geschwächt sind, führt dieser Schleim zu einer Verengung der Bronchien, die bei Belastung Atemnot hervorrufen kann (siehe Abb. 80). Am frühen Morgen kommt es bei betroffenen Personen regelmäßig zu Hustenattacken, um das zähflüssige Sekret abzuhusten.

Wer unter einer chronisch-obstruktiven Bronchitis leidet, kennt aus der medizinischen oder physiotherapeutischen Behandlung entsprechende Verhaltensregeln und Atemtechniken, um mit dieser Form von Atemwegserkrankung umzugehen. Aber auch wenn eine Bronchitis nicht chronisch ist, kann über ein gezieltes Vorgehen – eine Lagerungsdrainage – eine Reduzierung der akuten Beschwerden erreicht werden.

Abb. 80
Zustand bei Bronchitis

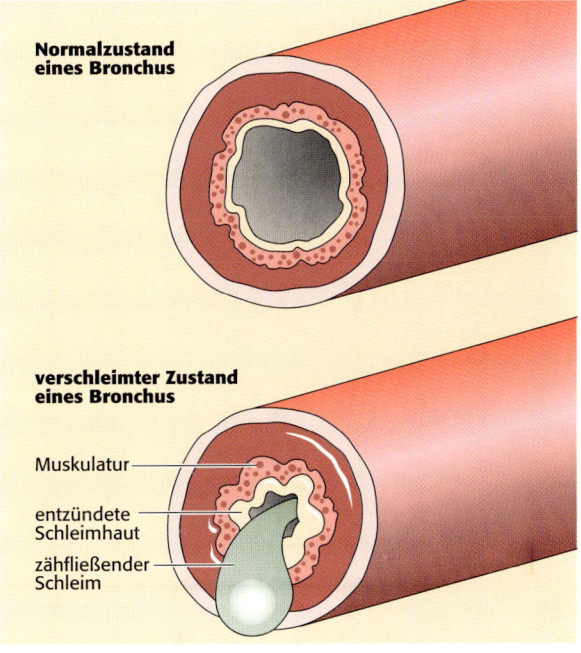

Normalzustand eines Bronchus

verschleimter Zustand eines Bronchus

Muskulatur

entzündete Schleimhaut

zähfließender Schleim

Bei schwerwiegenderen Atemwegs-erkrankungen sollte das Üben nur in Absprache mit einem Arzt und Fach-therapeuten erfolgen, da hierzu eine differenzierte Befunderhebung mit Hilfe einer ausgewählten Diagnostik erfor-derlich ist.

Hinweis: Die Lagerungsdrainage kann bei Bedarf zusätzlich unterstützt werden durch

- ausreichend Bewegung mit ruhigen Atemzügen,
- genügend Flüssigkeitszufuhr,
- Inhalation,
- spezielle Ein- und Ausatemtechniken oder
- Wärme.

Sekretlösung durch Lagerungsdrainage

Bedürfnis:
Wenn während oder nach einer Erkäl-tung Ihre Bronchien belegt sind oder Sie das Gefühl eines permanenten Hustenreizes haben, verbunden mit Auswurf.

Übungsausführung:
1. Sie legen sich in eine seitlich leicht gedehnte Position. Die äußere Hand ruht unter dem Kopf (Abb. 81).

2. Im zweiten Schritt drehen Sie sich in Seitenlage und halten eine Hand auf der Bauchdecke. Drei bis fünf Minu-ten in dieser Position bleiben, danach auf die andere Seite drehen (Abb. 82).
3. Zum Abschluß begeben Sie sich in einen Unterarmstütz, legen die Stirn auf den Händen ab und lassen den Atem ruhig weiterfließen (Abb. 83).

Körperwahrnehmung:
- Wie deutlich dehnt sich der Atem zur Seite hin aus?
- Entwickelt sich ein Atemimpuls in der frontalen unteren Atemdimension?
- Lassen sich im Nach-innen-Spüren Reaktionen entdecken, kommt »etwas in Fluss«?

Hinweise:
1. Günstigerweise diese Kombination am frühen Morgen absolvieren.
2. Sie verweilen jeweils drei bis fünf Minuten in einer Position.
3. Hustenreize unterdrücken und durch Räuspern ersetzen.
4. Physiotherapeutische Aus- und Einatemtechniken (Lippenbremse und »gähnendes Einatmen«) können zusätzlich unterstützend wirken.
5. Befinden Sie sich in der Rückenlage zu sehr im Hohlkreuz, können Sie die Wirbelsäule durch Aufstellen eines Beines entlasten.

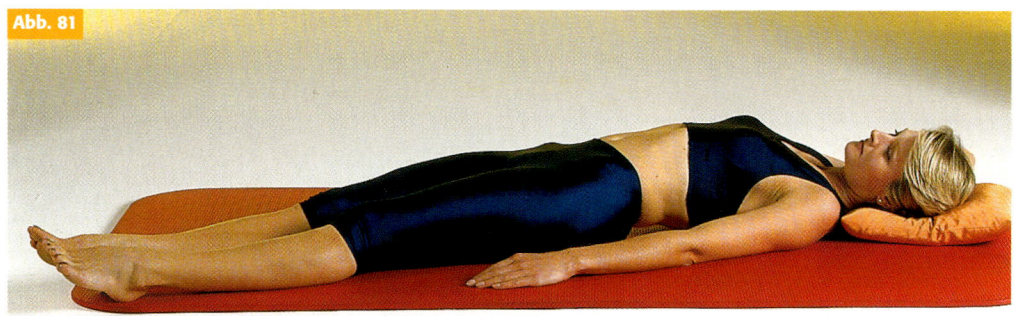

Abb. 81

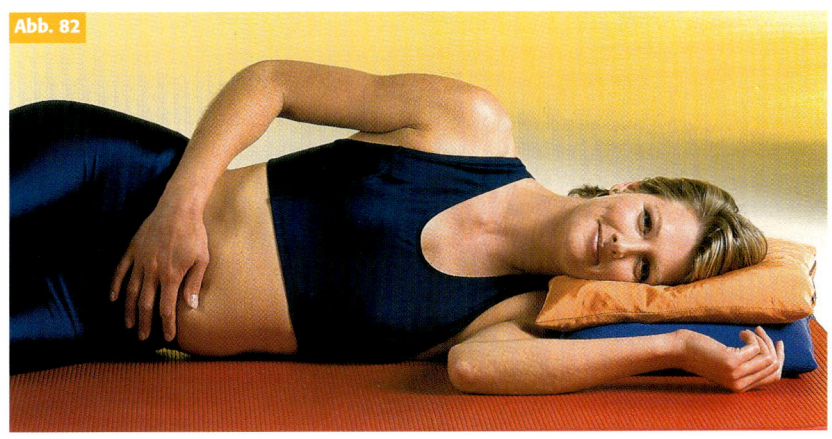

Abb. 82

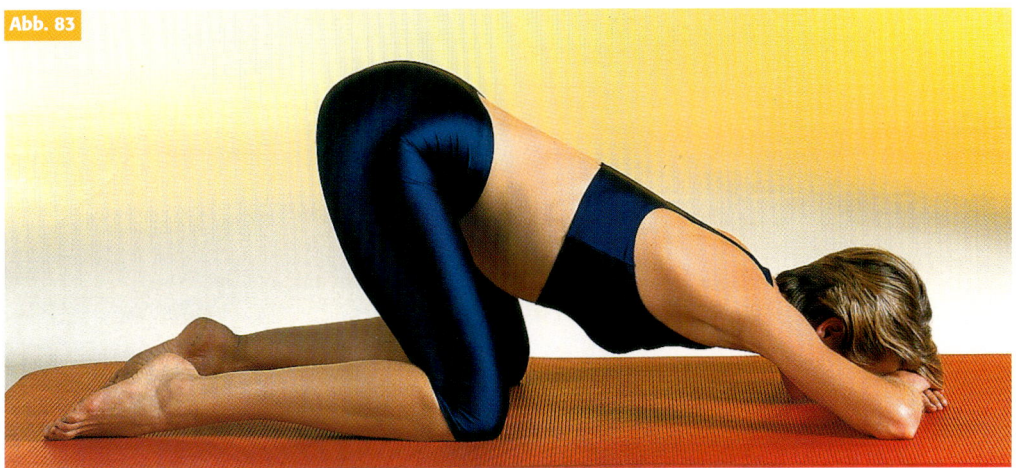

Abb. 83

Verdauungsprobleme – wie hilft die Atmung?

Das Zwerchfell als Hauptatemmuskel leistet nicht nur Belüftungsarbeit, sondern auch Verdauungsarbeit. Bei ausreichender Hochtiefbewegung wirkt sich die Tätigkeit auch auf den benachbarten Bauchraum aus. Durch die ständige Auf- und Abbewegung entsteht eine gleichförmige Massage der Bauch- und Beckenorgane. Die rhythmische Aktivität verläuft zwischen beiden Systemen – Verdauung und Atmung – im Prinzip synchron. Nachts entsteht ein Tiefpunkt, tagsüber erreichen Sie Ihren Aktivitätshöhepunkt.

Bemerkenswert ist, dass alle am Verdauungsstoffwechsel beteiligten Organe von dieser Beziehung profitieren, also nicht nur Magen und Darm, sondern auch Leber, Gallenblase und die anderen Stoffwechselorgane. Dabei wirkt das Zwerchfell nicht nur mechanisch auf den unteren Raum ein, sondern es entstehen gleichzeitig positive Einflüsse über die intraabdominellen Druck-

schwankungen in Verbindung mit blut-
zirkulatorischen Veränderungen. Außerdem ist die Darmtätigkeit abhängig von
der Sauerstoffsättigung des Blutes. Eine
geringe Sauerstoffzufuhr macht den
Darm träge. Vorausgesetzt, es liegen
keine organischen Veränderungen oder
Erkrankungen vor, können Atemübungen in Verbindung mit Bewegung und
Ernährungsumstellung dazu beitragen,
Verdauungsprobleme in den Griff zu
bekommen.

Inwieweit sich die Schwingungen des
Zwerchfells und die Druckschwankun-
gen noch in den Beckenraum auswirken, hängt zum einen von der Tiefe
der Atmung ab und zum anderen von
der Stellung der Lendenwirbelsäule.
Bei einer ausgeprägten Lendenlordose
kommt es nur zu geringfügigen mechanischen und druckabhängigen Ein-
flüssen. In jedem Fall wird durch die
Sogwirkung des Zwerchfells die Durchblutung und der lymphatische Rückstrom aus dem Becken unterstützt und
somit die Beckenorgane entlastet.

Verdauungsatmung

Bedürfnis:
Wenn Sie bei Verdauungsschwierigkei-
ten die Bauchorgane über einen natürlichen Weg aktivieren wollen.

Übungsausführung:
In Rückenlage: Sie liegen mit leicht
geöffneten oder mit angestellten nach
außen gelegten Beinen auf der Matte
und legen beide Hände auf den Unterbauch (Abb. 85). Nach einigen Atemzügen ziehen Sie beide Knie zum
Bauch und atmen ruhig weiter (Abb.
86). Zur Verstärkung können Sie im
Atemrhythmus die Knie leicht heranziehen und wieder zurückgleiten lassen.

Variation:
Bei Engegefühl nur ein Bein im Wechsel heranziehen.

Körperwahrnehmung:
• Wie verändert sich die Atmung in
  den zwei unterschiedlichen Übungspositionen?
• Wo nehmen Sie im Nachspüren
  vorrangig Ihren Atem wahr?
• Ist die Ausdehnung der Atmung
  auch im Becken spürbar?

Abb. 84
Zwerchfell und
Bauchorgane

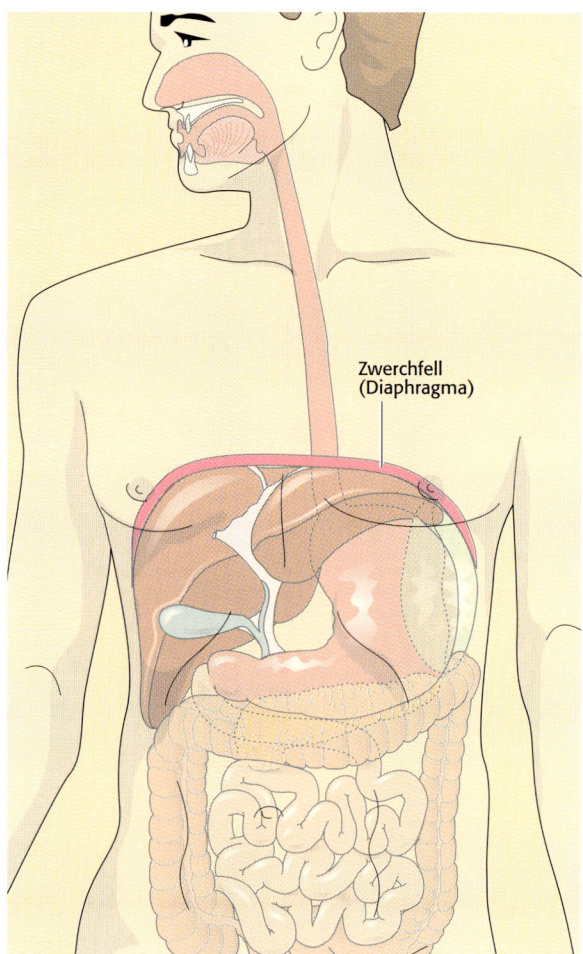

Zwerchfell
(Diaphragma)

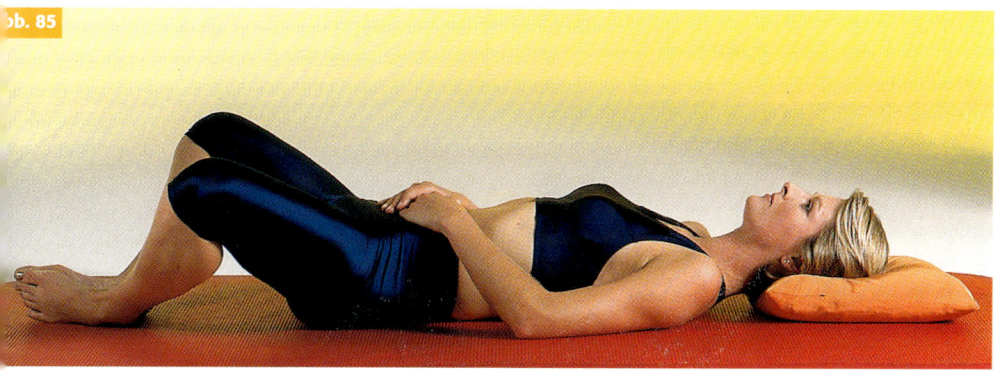

Abb. 85

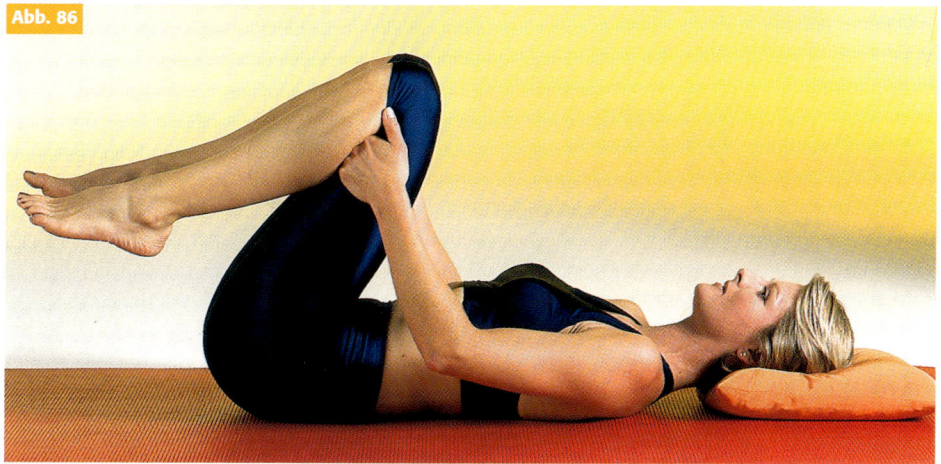

Abb. 86

Hinweise:
1. Bei eingeschränkter Hüftbeweglich- keit kann ein Handtuch zur Hilfe genommen werden, um die Beine heranzuziehen.
2. Lassen Sie sich ausreichend Zeit.

Zwerchfellaktivierung 1 – Atemqualität

Bedürfnis:
Wenn Sie Ihre Einatemmuskulatur trai- nieren und verbessern wollen.

Übungsausführung:
In Rückenlage ein Bohnensäckchen oder einen anderen weichen Gegen- stand (gefüllte Wärmflasche) mit leich- tem oder mittleren Gewicht auf die Bauchdecke legen (Abb. 87).

Variation:
Gewicht verändern (allerdings nicht stapelweise Bücher verwenden!).

Körperwahrnehmung:
• Wie verändern sich die Atemtiefe und der Arbeitsaufwand der Musku- latur beim Einatmen bei unter- schiedlichen Gewichten?
• Setzen Sie zusätzlich Atemhilfsmus- keln ein?
• Vergleichen Sie die Atemausprägung bei gestreckt liegenden Beinen und bei gebeugten Beinen, bei körpernah

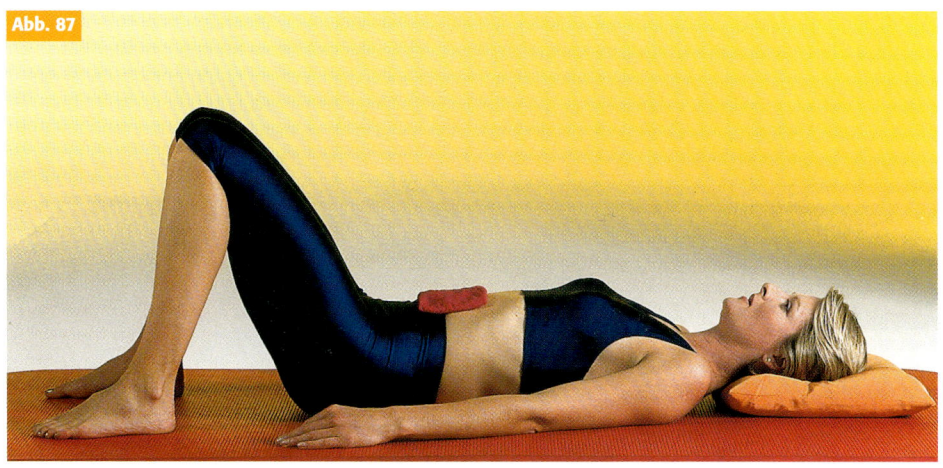
Abb. 87

liegenden Armen und bei hochge-
legten Armen.

Hinweise:
1. Das Gewicht nicht bewusst bewegen wollen, sondern die Bewegung
   über den natürlichen Fluss geschehen lassen.
2. Bei Engegefühl das Gewicht wieder
   reduzieren.

Zwerchfellaktivierung 2 – Atemqualität

Bedürfnis:
Wenn Sie Ihre Einatemmuskulatur trainieren und verbessern wollen.

Übungsausführung:
In Bauchlage: Die Stirn auf beiden
Händen ablegen und mit ruhigen Atem-
zügen ein- und ausatmen (Abb. 88).
Allmählich die Pause zwischen Ein- und
Ausatmung verlängern (maximal zwei
bis drei Sekunden).

Variation:
1. Die Einatemphase in drei bis vier
   kurzen Zügen vollziehen. Das
   Körpergewicht unterstützt passiv die
   Ausatmung.
2. Die Einatemphase in drei bis vier
   kurzen Zügen vollziehen, die Ausatmung mit einem leisen »ff«-Laut
   unterstützen.

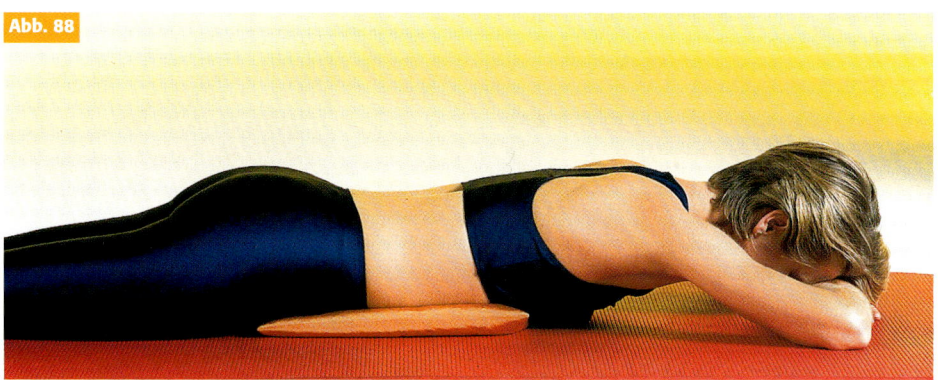
Abb. 88

Körperwahrnehmung:

- Wird das Einatmen erschwert?
- Fällt das Ausatmen tiefer aus?
- Was kennzeichnet den Unterschied zwischen passiver Ausatmung und tönender Ausatmung?
- Beim Ausschwingen in Rückenlage: Was hat sich verändert?

Hinweise:

1. Nicht auf einer weichen Unterlage (Matratze) üben.
2. Bei vorhandenem Bluthochdruck dosiert mit der Pause zwischen Ein-- und Ausatmung umgehen – keine Pressatmung!
3. Bei Neigung zu Rückenschmerzen in Bauchlage ein kleines Kissen unter den Bauch legen, den Kopf in Verlängerung der Wirbelsäule halten.
4. Bei auftretendem Schwindel oder Unwohlsein die Übung abbrechen und in Rückenlage ausklingen lassen, bei Bedarf (Hyperventilation) Kohlendioxidrückatmung betreiben (siehe S. 24).

Schmerzbewältigung über den Atem – aber wie?

Körperwahrnehmungsübung

Können Sie sich in der Vorstellung eine schmerzhafte Situation ins Gedächtnis rufen und reflektieren, wie Sie in diesem Augenblick geatmet haben?

Für den Menschen bedeutet Schmerz ein unangenehmes Sinnes- und Gefühlserlebnis, welches nicht unmittelbar mit einer Gewebeschädigung verknüpft sein muss, denn körperlich erlebte Schmerzen können auch ganz ohne Schmerzreiz entstehen. Es handelt sich

dann um sogenannte psychogene Schmerzen.

Selbst wenn eine Gewebeschädigung vorliegt, ist das Ausmaß und die Intensität der Schmerzen abhängig von der individuellen Schmerzerfahrung. In diesem Zusammenhang spielen kulturell-historische und soziale Bedeutungen eine entscheidende Rolle, wie es in zahlreichen Redewendungen, z. B. »ein Indianer kennt keinen Schmerz« zum Ausdruck kommt.

Die Entstehung von Schmerzen lässt sich vereinfacht über einen systemimmanenten Regelkreis erklären. Aufgrund einer mechanischen, thermischen oder chemischen Reizung kommt es in einem ersten Schritt zu einer Meldung über Schadensmelder, Nozizeptoren, an periphere Nervenbahnen. Je nach aktivierter Nervenbahn wird entweder ein scharfer, durchdringender Schmerz oder ein dumpfer, schlecht lokalisierbarer Schmerz übermittelt. Bei der Weiterleitung an die zweite Ebene im Hirnstamm werden die affektiv-emotionalen und vegetativen Reaktionen auf diese Schmerzimpulse ausgelöst. Durch die enge Anbindung an das Atem-, Kreislauf- und Schlafzentrum erleben wir den Schmerz auch auf diesen Ebenen. Als letztes wird der Schmerz in der Großhirnrinde erkannt, lokalisiert und individuell bewertet.

Nach dem Durchlaufen dieser drei Verarbeitungsebenen erfolgt die Antwort über das Rückenmark in Form einer Spannungserhöhung in der Muskulatur und der Beeinflussung des vegetativen Systems. Handelt es sich dabei um einen einmaligen Vorgang, ist er für das Individuum kurzfristig unangenehm, aber zu bewältigen. Wiederholt sich der Prozess häufiger oder chronifiziert er sich, kommt es zu einschneidenden Veränderungen, da der Mensch in seiner Ganzheit betroffen ist. Körperliche

Aktivitäten, Kommunikation und soziale Interaktion werden durch den Schmerz bestimmt und drastisch reduziert. Langfristig entwickelt sich ein Teufelskreis aus Schonung – Passivität – vermehrter Schmerzzentriertheit.

Erfahrungen aus dem therapeutischen Alltag zeigen den Umgang und die Einsatzmöglichkeiten des Atems bei der Schmerzbewältigung auf. In der Regel handelt es sich um zwei Wege:

1. Aufmerksamkeitslenkung
2. Tonusveränderung

Ein Beispiel für den ersten Fall:
Eine Mutter haucht ihrem Kind ganz behutsam auf die schmerzhafte Stelle. Die Aufmerksamkeit des Kindes wird vom Schmerz abgelenkt, es nimmt die Wärme und Zuwendung der Mutter wahr. Der Erwachsene hat die Möglichkeit, sich konzentriert dem Atem zuzuwenden, auf dessen Ausprägung, Verlauf und Tiefe zu achten. Dadurch verlagert sich die Aufmerksamkeit weg vom Schmerz, hin zu etwas Beruhigendem. Der Schmerz wird in seiner Intensität nicht mehr so deutlich wahrgenommen.

Zum zweiten Fall, der Tonusveränderung: Der Mensch selbst hält teilweise die Luft an oder betont die Ausatmung mit dem aktuellen Schmerzerlebnis. In der Entbindungssituation wird die Gebärende angehalten, zwischen den Presswehen hechelnd weiterzuatmen. Die Rolle des Atems besteht darin, Spannung zu unterdrücken bzw. nicht im Übermaß aufkommen zu lassen. Über eine Veränderung des Muskeltonus wird der Teufelskreis Schmerz – Muskelspannung – Befindlichkeitsstörung durchbrochen.

Ein Großteil der Schmerzen wird dem Widerstand zugeschrieben, den der Mensch leistet , wodurch er sich gerade in der schmerzenden Region noch mehr verspannt. In diesem Fall erscheinen Atemübungen zunächst besonders für die Behandlung von Kopf-, Schulter- und Rückenschmerzen prädestiniert zu sein. Durch die unmittelbare Nähe der schmerzenden Region zum Ausübungsorgan ist ein bewussterer, vorstellungsmäßig leichterer Zugang möglich. Bei entsprechender Übung und ausreichender Vorstellungskraft kann auch ein Transfer auf andere Körperpartien vollzogen werden.

Bei haltungsbedingten Beschwerden kann die aufrichtende Atemkraft an der Wirbelsäule zusätzlich für Entlastung sorgen. Über den Atem wird der Aufwand an Muskelspannung im Sitzen oder Stehen reduziert. Insgesamt entsteht eine entspanntere Körperhaltung, die ohne Beschwerden über einen längeren Zeitraum beibehalten werden kann.

Qigong gegen Schmerzen: Brokatübungen

Unter der Annahme, dass energetische Missverhältnisse die Ursache für Kopfschmerzen sind, können einfache Qigong-Übungen weiterhelfen.

In der traditionellen chinesischen Medizin werden Beschwerden und Krankheiten auf energetische Disharmonien entlang der Meridiane zurückgeführt. Über verschiedene Maßnahmen, z. B. Akupunktur, Akupressur, Tuina-Behandlung oder Qigong soll das Energiegleichgewicht wiederhergestellt werden. In der atemtherapeutischen Praxis haben sich die dargestellten Übungen aus dem Übungssystem »Die achtfach elegante Bewegungsreihe im Sitzen« (Brokatübungen 1–4) bei der Bewältigung von Kopfschmerzen bewährt. Qigong bedeutet so viel wie »beharrliches Üben zur Verbesserung der

Lebensenergie«. Da in der Regel Übungssysteme dieser Art nur komplett geübt werden, wurden zur Vervollständigung die restlichen Übungen in verkürzter Darstellung mit aufgenommen.

Bei den Brokatübungen handelt es sich um ein traditionelles, bereits vor unserer Zeitrechnung bekanntes Übungsgut. Sie berücksichtigen neben den bekannten Aspekten Bewegung, Atmung und Konzentration zusätzlich in ausgeprägtem Maße die gezielte Stimulation einzelner Meridianpunkte oder wichtiger Areale mit einer Ansammlung von Punkten. Nur wenn diesen Aspekten ausreichend Rechnung getragen wird, kommt es bei regelmäßigem Üben zu den gewünschten Effekten.

Schmerzbewältigung 1

Bedürfnis:
Sie möchten eine schmerzhafte Stelle, vor allem im Bereich des Oberkörpers, entspannen.

Übungsausführung:
Im Sitzen oder Liegen: Nach einer kurzen Einstimmungsphase markieren Sie gedanklich Ihre Problemzone mit einem leuchtenden Stift (Abb. 89), sodass Sie sich von der Umgebung deutlich abhebt. In der Folgezeit stellen Sie sich vor, wie Ihr Atem von dieser Stelle angezogen wird, zu dieser Stelle immer deutlicher hinwandert. »Es atmet Sie« nur noch in diesem markierten Feld. Vielleicht dringt der Atem in den Bereich ein und löst sozusagen etwas heraus. Nach einer Ihnen angemessen erscheinenden Zeit lassen Sie den Atem sich wieder in die Gesamtdimension ausdehnen.

Körperwahrnehmung:
- Welche Veränderungen treten während des Übens auf?
- Wie leicht/schwer gelingt es Ihnen, die markierte Stelle zu erreichen.
- Wie wirkt sich die Übung auf den Schmerz aus?

Hinweise:
1. Nichts erzwingen wollen!
2. Immer nur einen Bereich markieren.
3. Fällt Ihnen ein direkter Zugang schwer, dann führen Sie ein kleines Bewegungsprogramm durch, beispielsweise für die Lendenwirbelsäule (siehe S. 44).
4. Zum Abschluss den Atem sich immer nochmals in die Gesamtdimension ausdehnen lassen.

Abb. 89

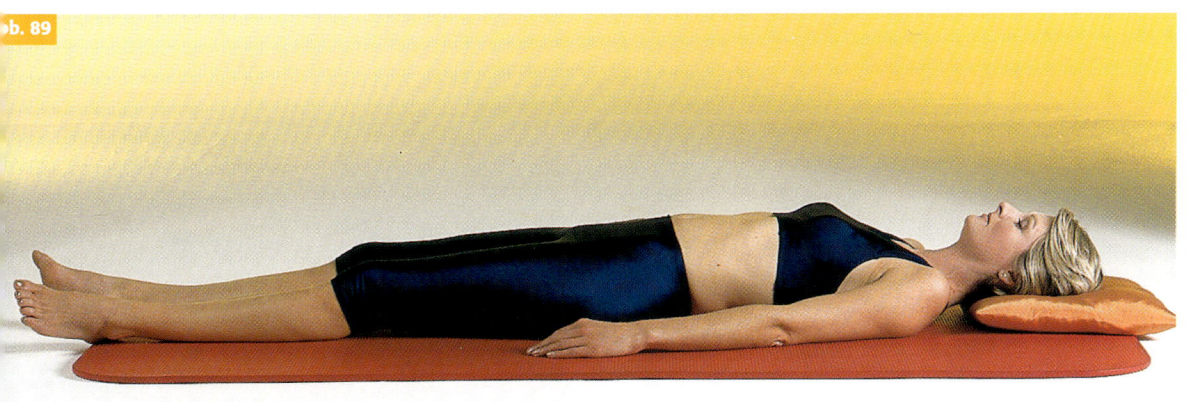

Schmerzbewältigung 2

Bedürfnis:
Wenn Sie Kopfschmerzen reduzieren bzw. das Auftreten minimieren möchten.

Übungsausführung:
Im Liegen: Das Grundmuster dieser Übung gleicht dem der Progressiven Muskelrelaxation nach Jacobson. Muskeln werden angespannt und wieder entspannt, hier allerdings im Atemrhythmus. Mit dem Einatmen bauen Sie Spannung auf, mit dem Ausatmen geben Sie die Spannung ab. Jeden Spannungszyklus wiederholen Sie vier- bis sechsmal pro Muskelpartie.

Reihenfolge:
1. Hinterkopf vorsichtig gegen Unterlage drücken.
2. Kinn Richtung Hals ziehen (Doppelkinn, Abb. 90).

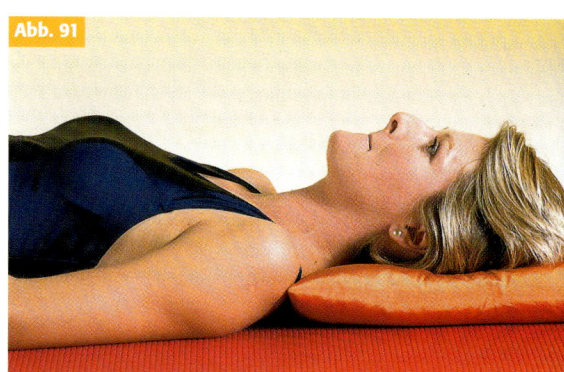
Abb. 91

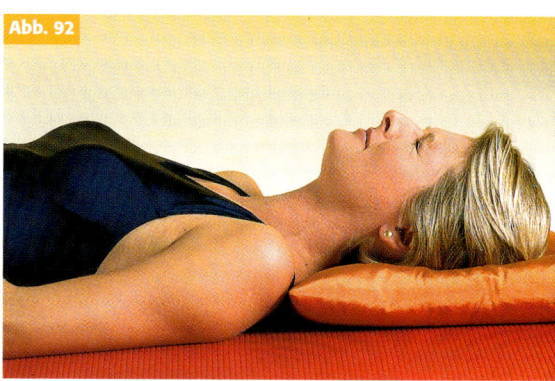
Abb. 92

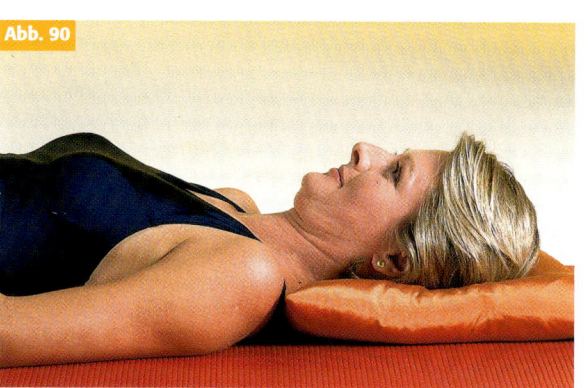
Abb. 90

3. Lippen zusammenpressen (Abb. 91).
4. Zähne sanft zusammenbeißen.
5. Augen zusammenkneifen (Abb. 92).
6. Stirn in Falten legen (Abb. 93).
7. Nachspüren.

Variation:
Dieses Vorgehen kann auf alle anderen Muskeln im Sinne der Ganzkörperentspannung übertragen werden.

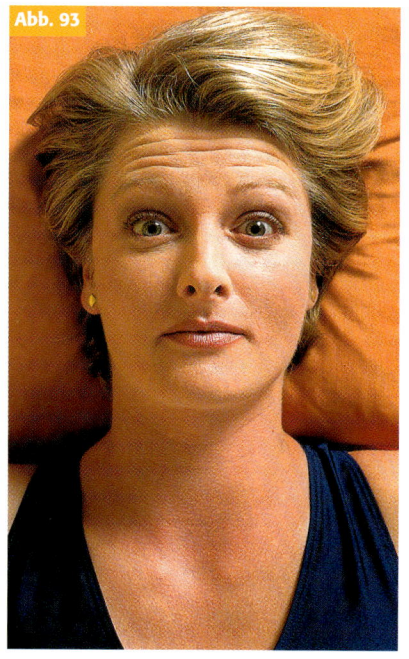
Abb. 93

Körperwahrnehmung:
- Wie fühlt sich Ihr Gesicht vorher an, wie nachher?
- In welchen Muskeln baut sich Spannung auf? Baut sich diese Spannung auch wieder ab?
- Welche Partie war am schwierigsten zu aktivieren bzw. loszulassen?

Hinweise:
1. Keine maximalen Spannungen aufbauen, Pressatmung vermeiden.
2. Die Spannung fließend im Atemrhythmus wechseln.
3. Zwischen zwei Partien immer eine kurze Phase des Nichtübens einlegen.
4. Bei Teilbewegung 2 (Abb. 90) den Kopf unbedingt auf der Unterlage liegen lassen.
5. Im Nachspüren Zeit lassen, die Entspannung wirken lassen.

Schmerzbewältigung 3

Vorbereitung – **1. Brokatübung:**
»In die Ruhe eintreten«

Bedürfnis:
Wenn Sie körperlich und geistig zur Ruhe kommen wollen.

Übungsausführung:
Sie sitzen aufrecht und gelöst auf einem Stuhl. Die Hände ruhen im Schoß. Die Daumen berühren sich leicht: im Original bei den Frauen die rechte Hand in der linken, bei den Männern umgekehrt (Abb. 94).

Körperwahrnehmung:
- Wo spüren Sie Ihren Atem zu Beginn?
- Wird der Atem allmählich ruhiger und tiefer?
- Beruhigen sich auch Ihre Gedanken?

Hinweis:
Die Übungen können auch im Schneidersitz oder Lotussitz auf dem Boden oder auf einem kleinen, festen Kissen durchgeführt werden.

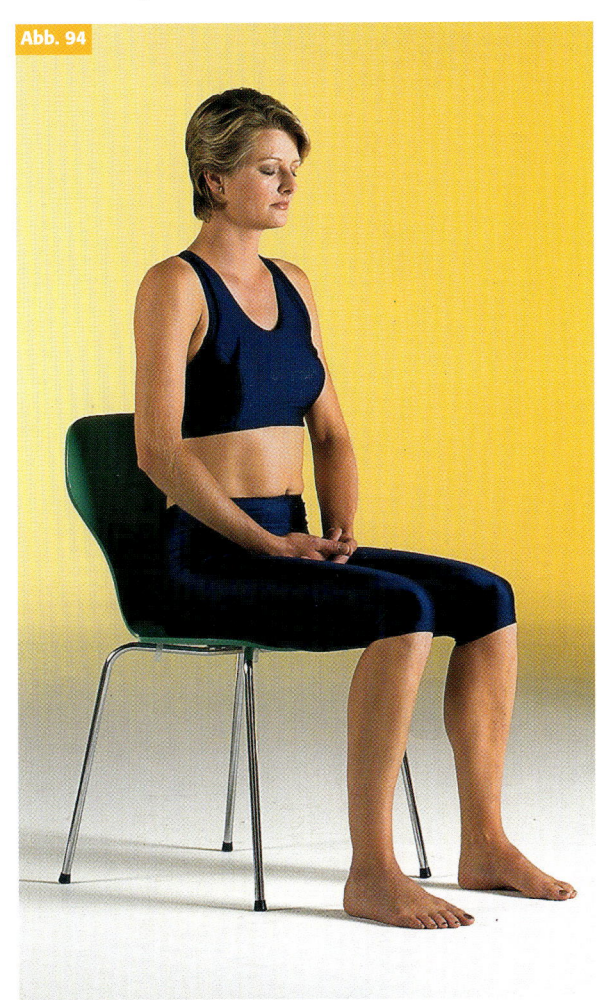

Abb. 94

Anmerkung:
In der Regel wird ein Bewegungssystem wie »Die achtfach elegante Bewegungsreihe im Sitzen« immer komplett durchgeführt. In Ausnahmefällen können allerdings einzelne Übungen in chronologischer Reihenfolge herausgelöst werden.

Schmerzbewältigung 4

2. Brokatübung:
»Den Punkt ›Hirntor‹ drücken«

Bedürfnis:
Wenn Sie Kopf- und Augenschmerzen reduzieren oder minimieren möchten.

Übungsausführung:
Im Sitzen: Der Punkt »Hirntor« befindet sich auf Höhe der Ohrspitzen in der Hinterkopfmitte (Abb. 95). Das Mittelgelenk eines Mittelfingers auf diesen Punkt legen (Abb. 96).

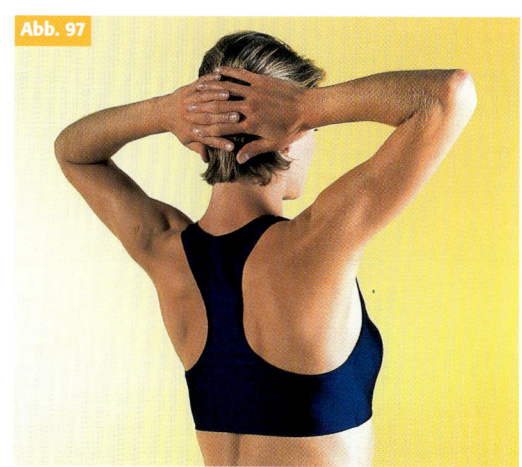
Abb. 97

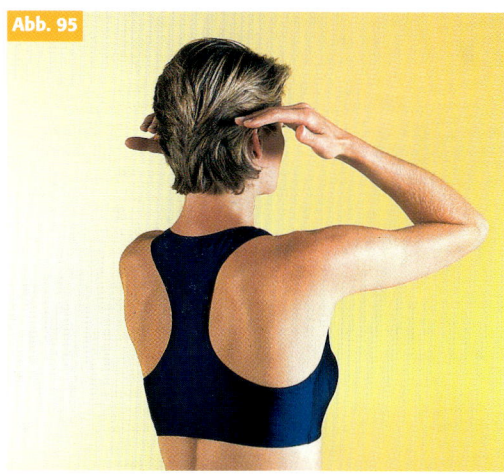
Abb. 95

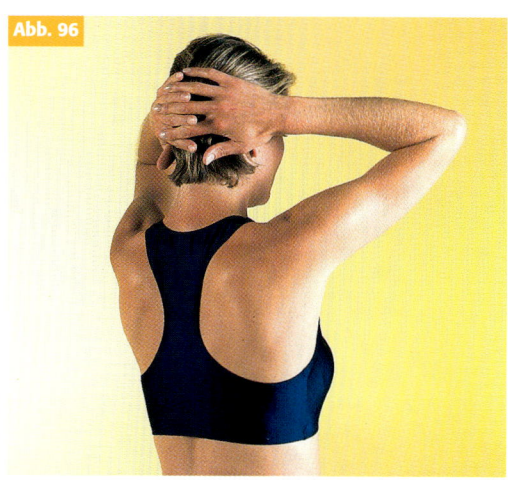
Abb. 96

Während des Einatmens die Ellenbogen leicht zurückziehen und mit den Mittelgelenken sanft auf diesen Punkt drücken (Abb. 97). Beim Ausatmen wieder die Spannung lösen. (15 x.)

Körperwahrnehmung:
- Verläuft die Atmung weiterhin ruhig und tief?
- Bleibt der natürliche Atemfluss erhalten?
- Löst sich die bekannte Spannung im Kopf?

Hinweise:
1. Bei akuten Schulterbeschwerden den Punkt mit den Fingerkuppen stimulieren.
2. Bei deutlichen Verspannungsgefühlen im Schulterblattbereich in kleinen Serien üben (3 x 5–6).
3. Nicht zu stark drücken.

Schmerzbewältigung 5

3. Brokatübung:
»Auf den Punkt Jadekissen klopfen«

Bedürfnis:
Wenn Sie die Durchblutungssituation im

Bereich Augen und Gehirn verbessern wollen.

Übungsausführung:

Im Sitzen: Neben dem Punkt »Hirntor« befinden sich links und rechts zwei knöcherne Wülste, auf denen sich der Punkt »Jadekissen« befindet. Durch eine schnippende Bewegung des Zeigefingers vom Mittelfinger wird dieser Energiepunkt aktiviert (Abb 98, 99). Auch diese Übung findet im Atemrhythmus statt. (15 x wiederholen.)

Körperwahrnehmung:
- Wie empfindlich sind diese Punkte?
- Bleibt die Atmung in der unteren Dimension erhalten?
- Entsteht ein gleichmäßiger Rhythmus?
- Tritt eine Veränderung ein?

Hinweise:
1. Nur mit geringer bis mittlerer Intensität schnippen.
2. Die Gesamtzahl eventuell wieder aufteilen (3 x 5–6), mit kurzen Pausen.

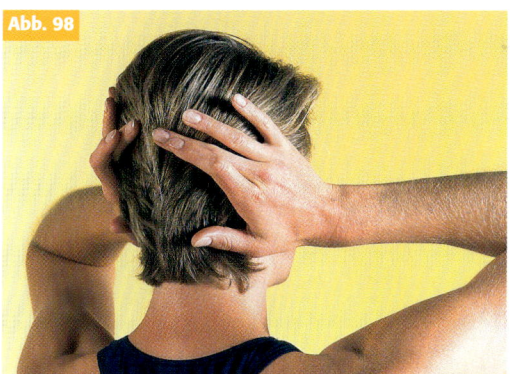

Abb. 98

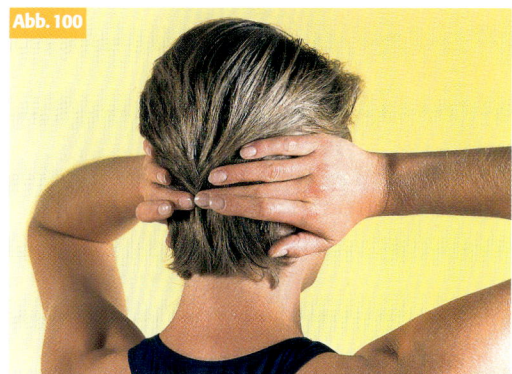

Abb. 100

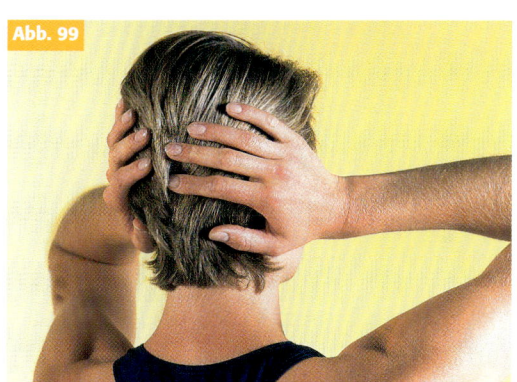

Abb. 99

Variation:

In der »Brokatgymnastik mit zwölf Übungen« gibt es die Übung »Tönen der Himmelstrommel«. Bei dieser Übung wird der Punkt Feng-Chi am Übergang vom Schädel zum Hals ebenso stimuliert (Abb. 100).

Schmerzbewältigung 6

4. Brokatübung:
»Mit Verachtung hinter sich blicken«

Bedürfnis:
Wenn Sie Anstrengungssymptome im Bereich der Augen und Halswirbelsäule abbauen möchten.

Übungsausführung:
Aufrecht sitzen, den Kopf nach links und rechts drehen. Den Blick dabei nach unten wenden und die Übungsbezeichnung umsetzen, indem Sie eine leichte Spannung im Gesichtsfeld erzeugen (Abb. 101). Bei der Vorwärtsbewegung des Kopfes wieder entspannen

(Abb. 102). Mit dem Einatmen wird der Kopf nach hinten gewendet, mit dem Ausatmen wieder nach vorne. (15 x.)

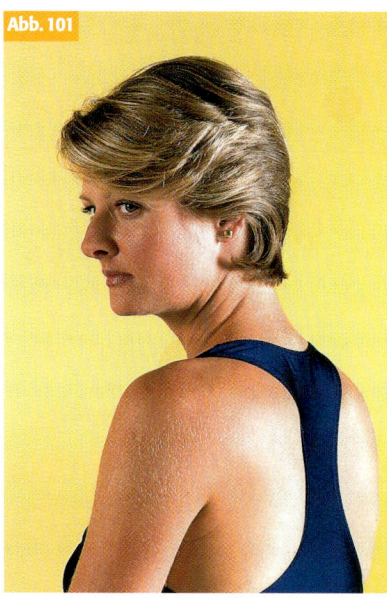

Abb. 101

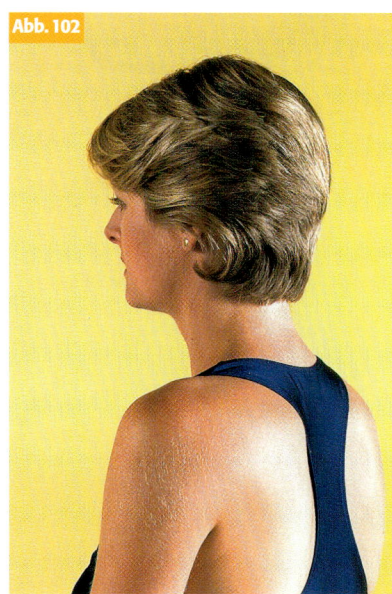

Abb. 102

Körperwahrnehmung:
- Lässt sich der Kopf auf beiden Seiten gleich weit drehen?

- Ist die Bewegung mit der Atmung stimmig?
- Würden Sie Atmung und Bewegung lieber in anderer Reihenfolge verbinden?
- Lösen sich die Spannungsgefühle?

Hinweise:
1. Den Kopf nur drehen, nicht noch zusätzlich zur Seite neigen!
2. Den Kopf nur so weit drehen, wie es angenehm ist!
3. Bei Neigung zu Schwindel: Kopf- und Augenbewegung minimal ausführen.

Weitere Brokatübungen

5. Brokatübung:
»Nierenpunkte massieren«

Bedürfnis:
Wenn Sie das Urogenitalsystem stützen möchten.

Übungsausführung:
Im Sitzen: Die Nierenpunkte liegen auf

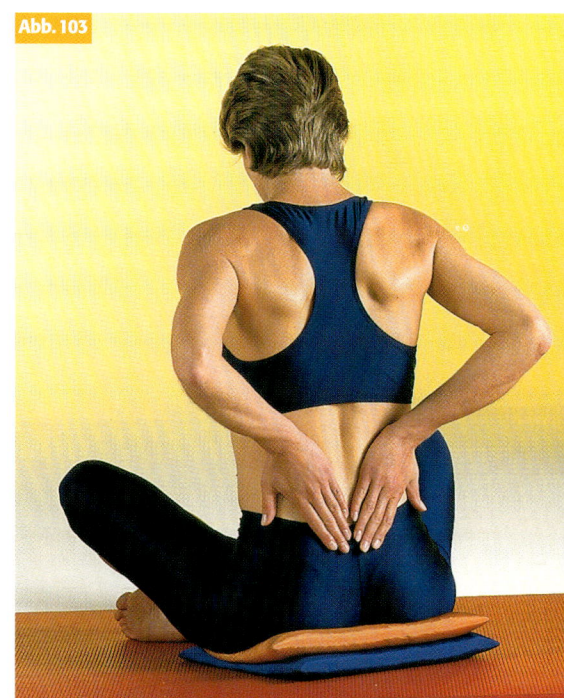

Abb. 103

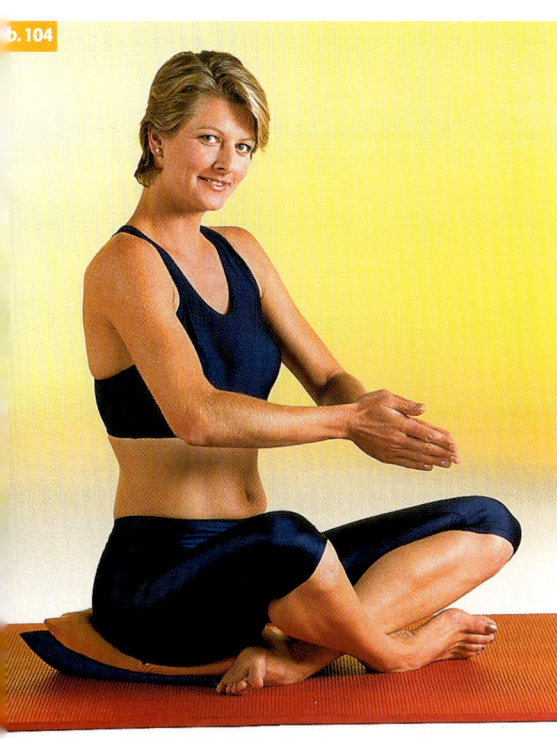

b. 104

Übungsausführung:

Im Langsitz: Die Hände bewegen sich entlang der Beine in Richtung Knöchel (Abb. 105, 106) und in einem kleinen Bogen wieder zum Körper zurück (Abb. 107–109). Die Bewegungsrichtung wechselt nach drei Durchgängen. Bewegen sich die Hände vom Körper weg, wird ausgeatmet, bewegen sie sich zum Körper, wird eingeatmet. (10–15 x wechseln.)

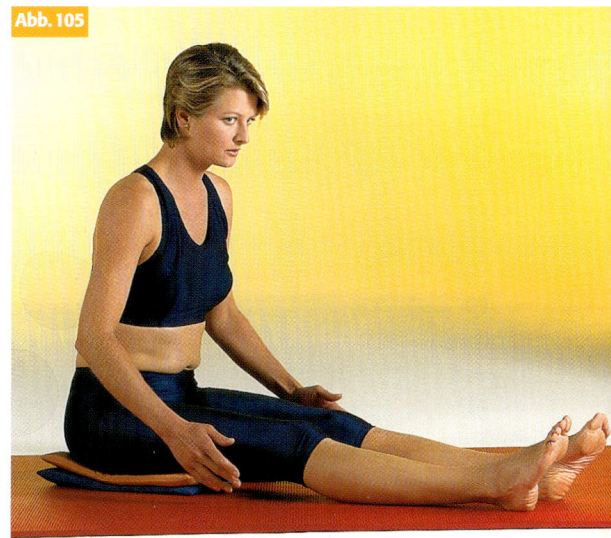

Abb. 105

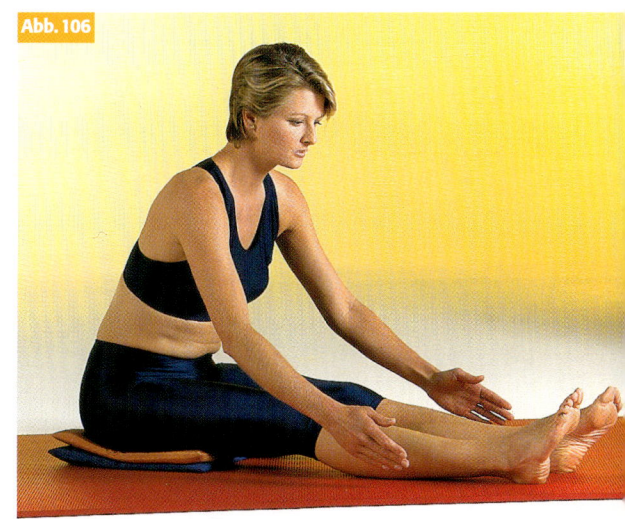

Abb. 106

Höhe des 2. und 3. Lendenwirbels. Die Handflächen auf diesen Bereich legen und sich auf den Atem konzentrieren (Abb. 103). Die Hände nach vorne nehmen und während des Einatmens aneinander reiben (Abb. 104), mit dem Ausatmen die Wärme über Reiben an die Nierenpunkte abgeben. (15 x.)

Hinweise:
1. Bei sich andeutenden Verspannungen die Übung in kürzere Sequenzen unterteilen.
2. Pressatmung vermeiden!

6. Brokatübung:
»Wie ein Schwungrad drehen«

Bedürfnis:
Wenn Sie Ihre Körperrückseite intensiv beüben möchten.

Hinweise:

1. Auf einem festen Kissen sitzen, wenn der Langsitz auf der ebenen Unterlage schwer fällt.
2. Bei der Vorwärtsbewegung den Rücken nicht rund machen, sondern aufrecht lassen!
3. Der Bewegungsimpuls nach vorne entsteht im Becken.
4. Nicht sofort eine weite Bewegung versuchen. In kleinen Schritten beginnen.

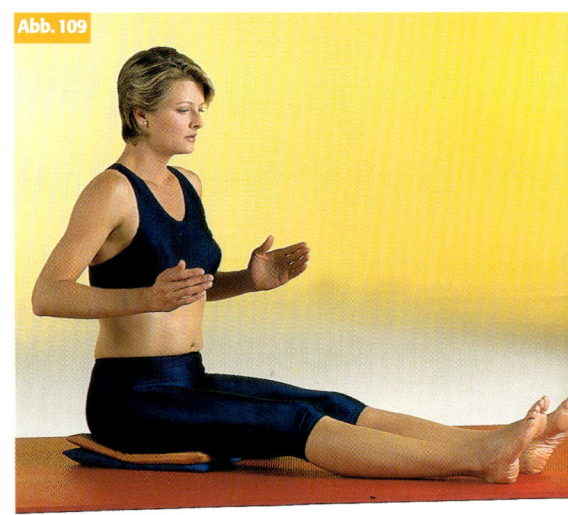

Abb. 109

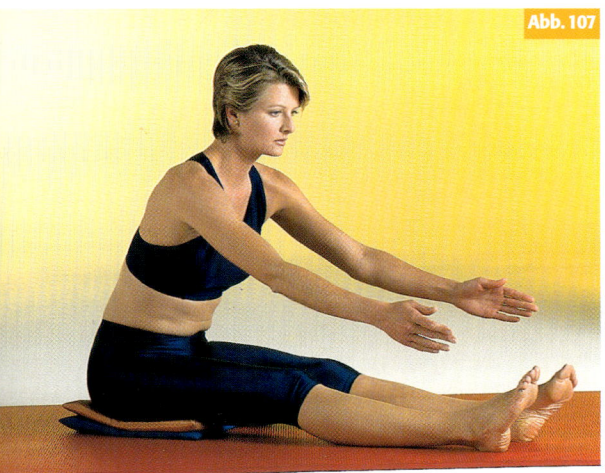

Abb. 107

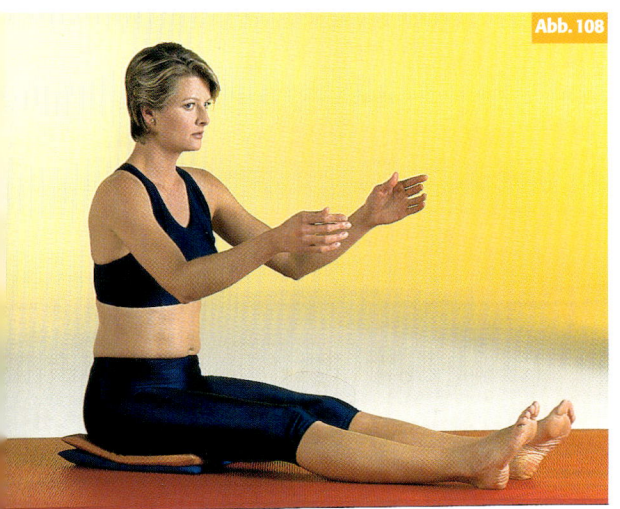

Abb. 108

7. Brokatübung:

»Füße mit den Händen fassen und den Punkt ›sprudelnde Quelle‹ drücken«

Bedürfnis:

Wenn Sie Ihren Körper komplex aktivieren möchten.

Übungsausführung:

Im Langsitz wandern die verschränkten Hände über den Kopf, die Handflächen zeigen nach oben (Abb. 110). Der Scheitel drängt während des Einatmens immer etwas zu den Händen, Sie richten sich dabei auf. Beim Ausatmen die Spannung wegnehmen. Nach 2–3 Atemzügen die Hände lösen und die Arme nach oben öffnen (Abb. 111). Mit dem Ausatmen nach vorne beugen, über die Zehen den Punkt »sprudelnde Quelle« suchen und mit dem Mittelfinger drücken (Abb. 112). Über 2–3 Atemzüge sanft drücken und wieder von vorne beginnen. Der Punkt »sprudelnde Quelle« liegt auf Höhe der zweiten Zehe am Übergang vom 1. zum 2. Drittel des Fußes (ohne Zehen), am unteren/inneren Rand des Großzehenballens.

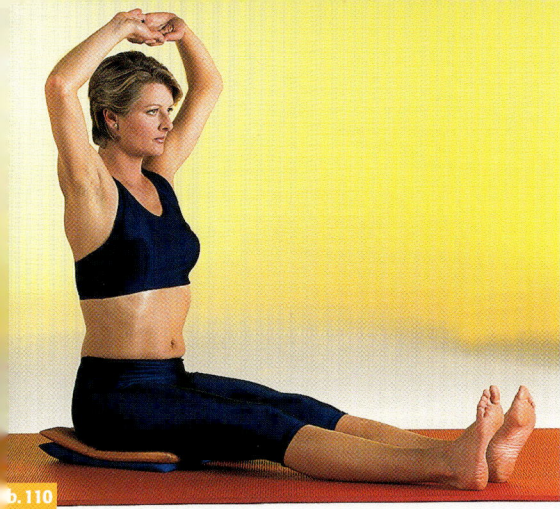

Abb. 110

Hinweise:

1. Auf einem festen Kissen sitzen, wenn der Langsitz auf der ebenen Unterlage schwer fällt.
2. Bei einem starken Dehngefühl die Knie leicht beugen (Abb. 113).
3. Treten Rückenbeschwerden auf, die Übung beenden.

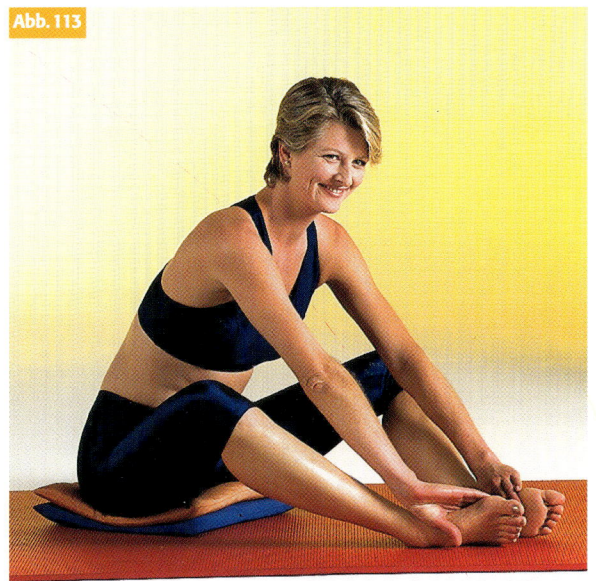

Abb. 113

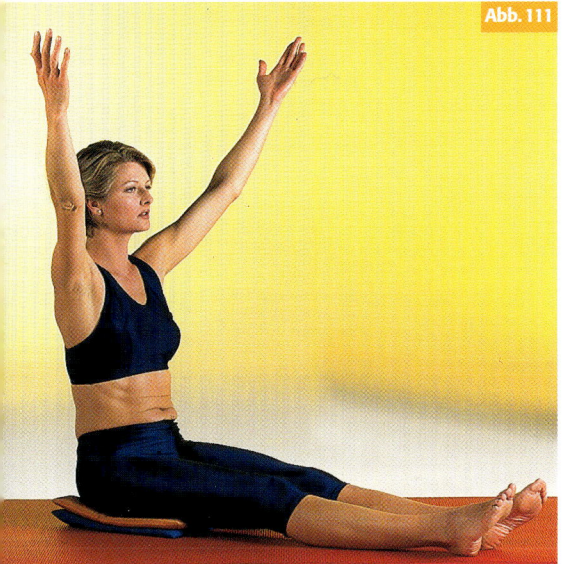

Abb. 111

8. Brokatübung:

»Das Qi auf dem kleinen Kreislauf zirkulieren lassen und in das Dantian zurückführen«

Bedürfnis:

Wenn Sie abschließend zur Ruhe kommen möchten.

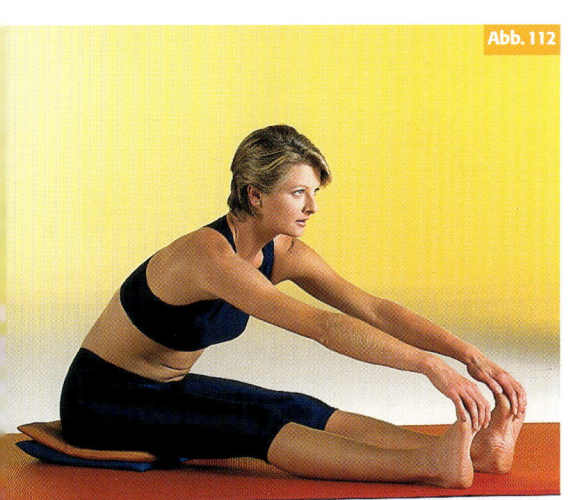

Abb. 112

Übungsausführung:

Aufrecht sitzen und als Ungeübter 20 ruhige Atemzüge durchführen (Abb. 114). Danach die Hände auf den Unterbauch legen. Mit größer werdenden spiraligen Bewegungen viermal über die Bauchdecke und wieder zurück kreisen (Abb. 115).

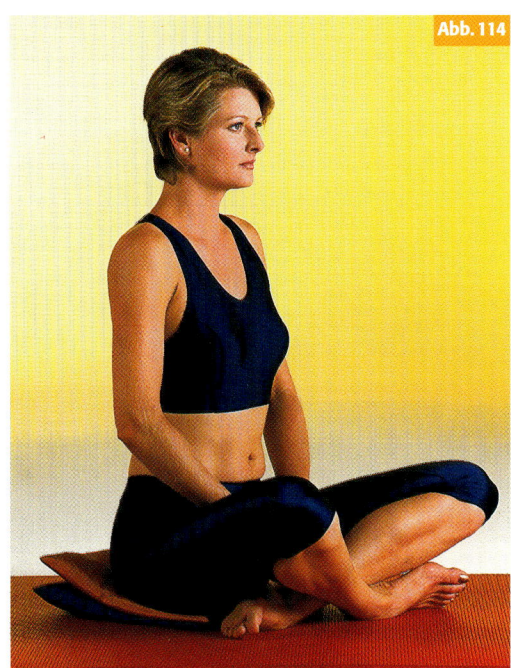

Abb. 114

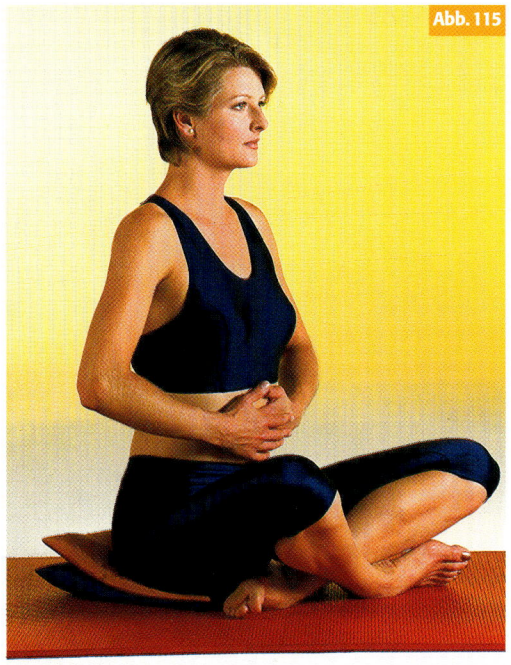

Abb. 115

Schlafstörungen – was tun?

Ausreichend Schlaf ist eine zwingende Notwendigkeit zur Erhaltung der körperlich-geistigen Leistungsfähigkeit. Viele Körperfunktionen – Atmung, Verdauung, Herz-Kreislauf-System – sind in dieser Phase in ihrer Aktivität und in ihrem Energieverbrauch herabgesetzt. Der Körper kann sich erholen.

Schlafstörungen beeinträchtigen also die wichtigste Erholungsphase des Menschen. Da der Schlaf sowohl einen zirkadianen (Tages-) als auch einen ultradianen Rhythmus aufweist, müssen bei Störungen die Ursachen sehr vielschichtig untersucht werden. Schichtarbeit oder Reisen über Zeitzonen stören das Schlaf-Wach-Verhalten, den Tagesrhythmus. Demgegenüber stehen die Klagen über fehlenden Schlaf (Insomnie) oder ein gesteigertes Schlafbedürfnis (Hypersomnie), bei dem der besondere Schlafrhythmus gestört ist. Liegen keine anderen psychischen oder organischen Veränderungen zugrunde, treten Insomnien in einer akut belastenden Lebenssituation auf und verselbstständigen sich. Eine gründliche Ursachenforschung fördert massives Fehlverhalten bezüglich eines natürlichen Schlafes zu Tage.

Eine übermäßige Schläfrigkeit während des Tages kann in vielen Fällen auf das Schlafapnoesyndrom zurückgeführt werden. Bei der Schlafapnoe handelt es sich um eine schlafbezogene Atemstörung mit vielfältigen Ursachen. Typisches Merkmal für diese Störung ist das Aussetzen der Atmung im Schlaf. Im Vergleich zum fehlenden Schlaf ist die überzogene Schläfrigkeit aufgrund der erheblichen gesundheitlichen Gefährdung, des erhöhten Unfallrisikos und der reduzierten Leistungsbereitschaft für die betroffenen Personen als gravierender einzustufen. Je nach Art und Ausprägung der Schlafstörung bedarf es einer gezielten Behandlung mit unterschiedlichen therapeutischen Maßnahmen und persönlichen Konsequenzen. Immer häufiger wird versucht, das Problem auf nicht medikamentösem Wege zu lösen. Dabei basiert die Problemlösung grundlegend auf drei Säulen:

- Anleitung und Beratung hinsichtlich Schlafhygiene
- Verhaltenskontrolle zur Stimuluskontrolle
- Entspannungsverfahren, vor allem bei körperlicher und geistiger Anspannung

Überwiegend werden im Rahmen der Entspannungsverfahren Progressive Muskelrelaxation nach Jacobson und Autogenes Training angeboten und durchgeführt. Aber die Erfahrung lehrt, dass auch andere Methoden wie Atemgymnastik oder Qigong (siehe S. 75ff.) ähnlich gute Erfolge bringen.

Folgende Maßnahmen erleichtern erholsamen Schlaf:
- **Einhalten eines regelmäßigen Schlaf-Wach-Rhythmus**
- **Herstellen einer positiven Einstellung zum Schlafen**
- **Reduzieren der geistigen und körperlichen Anspannung am Abend**
- **Ausschalten äußerer und innerer Störquellen**

Schlafprobleme

Bedürfnis:
Wenn Sie besser einschlafen möchten.

Übungsausführung:
Sie liegen in Rückenlage. Nach einer kurzen Einstimmungsphase mit einer verstärkten Beobachtung der Atmung heben Sie mit dem Ausatmen einen Arm etwas vom Boden an (Abb. 116), halten ihn über 2–3 Atemzüge und lassen ihn dann wieder zurückfallen. Dieses Vorgehen wiederholen Sie vier- bis sechsmal pro Arm. Bevor Sie zum anderen Arm wechseln, legen Sie eine kurze Phase des Nachspürens ein.

Variation:
Dasselbe können Sie auch mit den Beinen durchführen. Dabei hat es sich bewährt, die Beine nicht anzuheben, sondern lediglich im Kniegelenk leicht zu beugen (Abb. 117).

Körperwahrnehmung:
- Wie atmen Sie bei angehobenem Arm, wie bei liegendem?
- Welche Muskeln halten Ihren Arm oben?
- Löst sich die Spannung im Nachhinein?
- Gelingt es Ihnen, den Arm wirklich fallen zu lassen?

Hinweise:
1. Den Arm nur leicht von der Unterlage lösen.
2. Auf einen freien Atemfluß auch unter Anspannung achten.
3. Bei akuten Schulterbeschwerden sollten Sie sich die Bewegung lediglich vorstellen.
4. Das Bein mit der Ferse liegen lassen und nur leicht im Kniegelenk beugen.
5. Bei Rückenbeschwerden nur mit den Armen üben.

Abb. 116

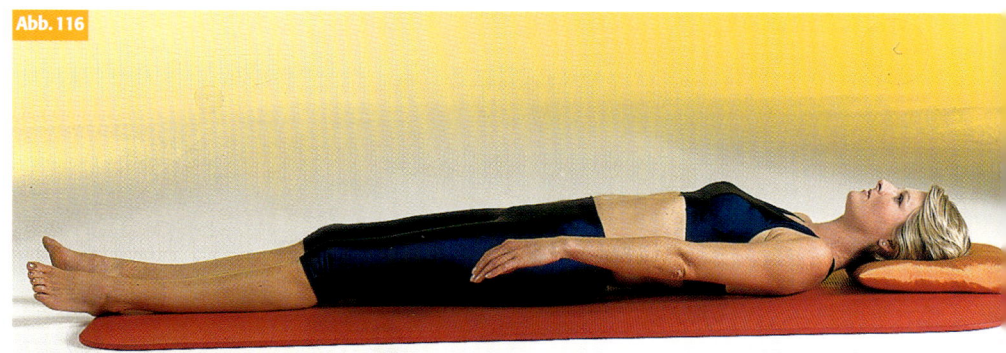

Abb. 117

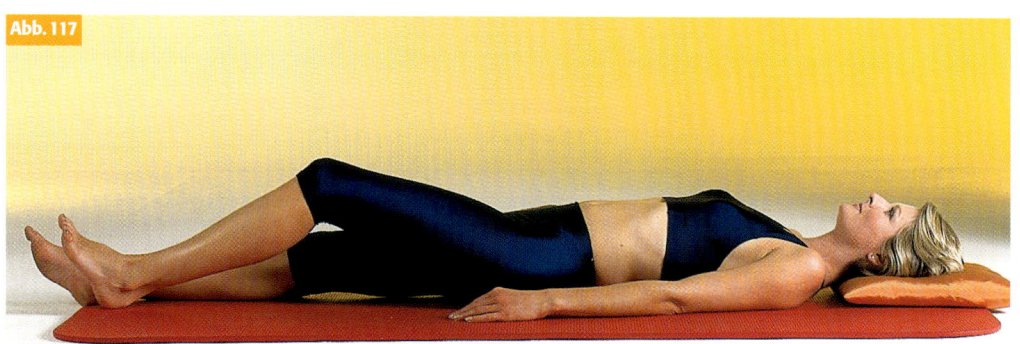

Schwangerschaft – wie den Atem sinnvoll einsetzen?

Eine Schwangerschaft bringt neben Freude auch viele Veränderungen und Belastungen für den weiblichen Organismus. Rückenbeschwerden und Verspannungen nehmen aufgrund der veränderten Körperstatik zu. Durch die eingeschränkte venöse Durchblutungssituation im Becken häufen sich Venenprobleme. Auch die Atmung ist bereits in einem frühen Stadium schwangerschaftsbedingten Anpassungsvorgängen unterworfen. Atemminutenvolumen und -zugvolumen steigen deutlich an, um den heranwachsenden Embryo und

die Plazenta optimal mit Sauerstoff zu versorgen. Bei der Gestaltung gesundheitsorientierter Bewegungsangebote stehen damit zwei Aspekte im Vordergrund. Die Förderung des psycho-physischen Gleichgewichtes der Mutter muss unter Berücksichtigung eines möglichst geringen Risikos für das sich entwickelnde Kind erfolgen. Aus medizinischer Sicht werden unter diesen Vorgaben
• Ausdauersportarten,
• Atemübungen und
• Gymnastik
empfohlen. Ausdauersportarten – Walking, Schwimmen, Fahrrad fahren – in Verbindung mit Atemübungen begünstigen die Sauerstoffversorgung von Mutter und Kind und entlasten das blutführende System. Atemübungen unter dem Gesichtspunkt der Entspannung

stabilisieren außerdem die Stimmungs-
lage der Schwangeren und sorgen
für mehr Ausgeglichenheit. Im letzten
Stadium der Schwangerschaft werden
Atemübungen zur speziellen Geburts-
vorbereitung eingesetzt, um die Gebärende auf den Wechsel von Press- und
Hechelatmung vorzubereiten. Nach der
Entbindung wird in der Rückbildungs-
gymnastik die Atmung gezielt eingesetzt, um die Beckenbodenmuskulatur
zu erspüren, sie für die folgende
Beckenbodenarbeit »greifbar« zu
machen.

Der Beckenboden wird auch als das
kleine Diaphragma (Zwerchfell) be-
zeichnet. Er besteht aus drei Schichten,
die unterschiedliche Funktionen erfül-
len. Sie verschließen Darm, Harnwege
und das Genitalsystem, verengen den
Beckenausgang bei Belastung und
übernehmen Stützfunktion für die Beckenorgane. Nach der Entbindung ist
dieser Bereich deutlich gedehnt und
benötigt wieder eine entsprechende
Straffheit zum Schutz der weiblichen
Beckenorgane.

In Verbindung mit der Atmung wird in
der Beckenbodengymnastik ganz gezielt
über eine »schnürende« Aktivierung die
vorhandene Muskulatur angespannt
und trainiert.

Zusätzlich empfehlenswert:
- Untere Atemdimension, vordere
  Ausprägung, Atem kennen lernen
  (siehe S. 38)
- Obere Atemdimension, hintere
  Ausprägung, Atem und Qualität
  (siehe S. 57)
- Schmerzbewältigung 1 (siehe S. 73)

Schwangerschaft 1 – Beckenbodentraining

Bedürfnis:
Wenn Sie ausschließlich Ihre Beckenbodenmuskulatur erfahren und aktivieren wollen.

Übungsausführung:
In Bauchlage: Beine leicht spreizen,
Stirn auf den Händen ablegen. Mit dem
Ausatmen den unteren Beckenrand
gegen die Unterlage drücken (Abb. 118).

Körperwahrnehmung:
- Wo ist die Ausdehnung der Atmung
  zu spüren?
- In welchem Umfang spannt sich die
  Beckenbodenmuskulatur an?
- Wie wirkt sich dieser Übungsmecha-
  nismus auf den Wechsel Aus-
  atmung/Einatmung aus?

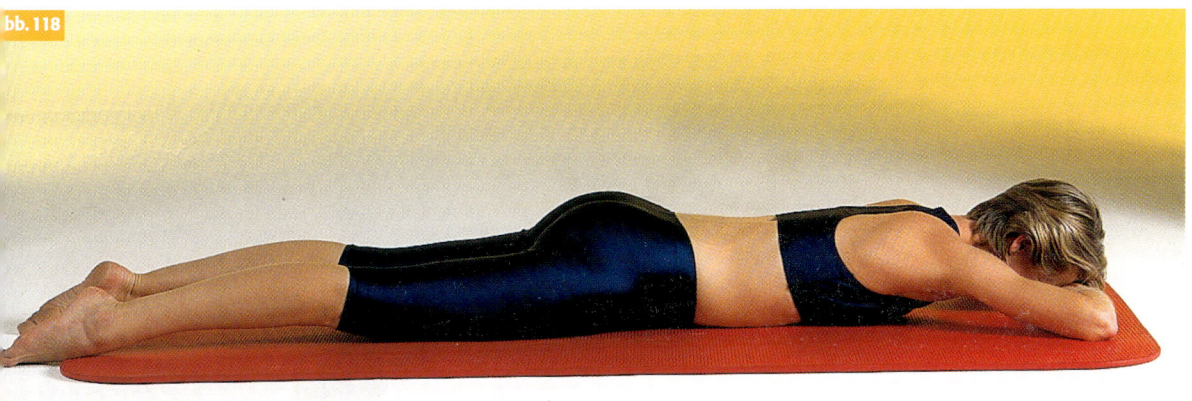

bb. 118

Hinweise:

1. Bei bestehenden Rückenbeschwer-den gegebenenfalls ein kleines Kissen unter den Bauch legen.
2. Zu Beginn im Atemrhythmus üben, allmählich die Anspannungszeit etwas verlängern.
3. Nur zu Beginn einer Schwanger-schaft oder nach der Entbindung durchführen.

Schwangerschaft 2 – Beckenbodentraining

Bedürfnis:
Wenn Sie Ihre Beckenbodenmus-kulatur und auch andere an der Atmung beteiligten Muskeln kräftigen möchten.

Übungsausführung:
Vierfüßlerstand: Im Unterarmstütz auf der Matte knien. Mit dem Ausatmen beide Knie leicht anheben und den Beckenboden »einschnürend« anspan-nen. Spannung erst über zwei, später drei Atemzüge halten (Abb. 119).

Körperwahrnehmung:

- Wie verändert sich die Atmung während der Anspannungszeit?
- Unterstützt der Spannungsaufbau im Beckenbodenbereich die Ausatmung?
- Wie deutlich ist der Beckenboden im Nachspüren wahrzunehmen?

Hinweise:

1. Achten Sie darauf, dass keine Pressatmung entsteht.
2. Nur nach der Entbindung.

Abb. 119

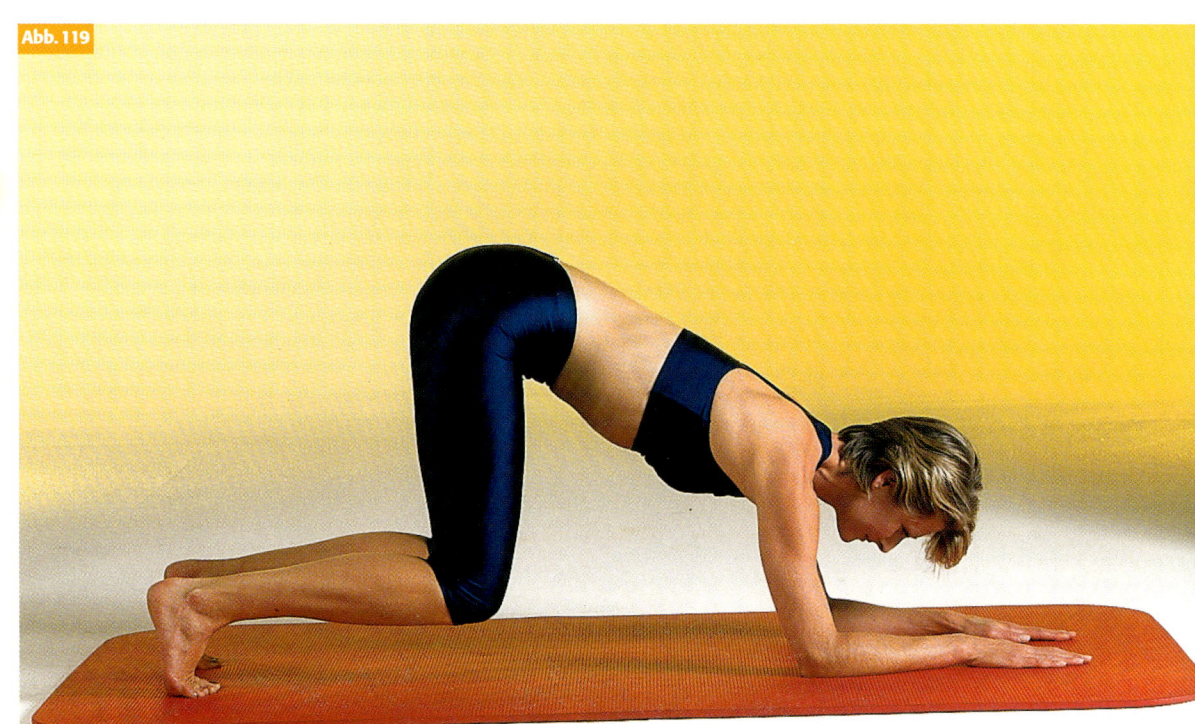

Atemgesteuertes Ausdauer- und Gymnastikprogramm – worauf ist zu achten?

Körperwahrnehmungsübung:

Zu Beginn haben Sie geschätzt, wie viele Atemzüge Sie in Ruhe machen. Nun die Frage: Wie viele Atemzüge benötigen Sie, wenn Sie zügig wandern, gemütlich joggen oder Rad fahren?

Aus der Therapie mit gering belastbaren Patienten ist bekannt, dass Atemübungen und einfache Koordinationsübungen eine Verbesserung der allgemeinen Belastbarkeit mit sich bringen. Um die gesteigerte Belastbarkeit zur erhalten, ist es notwendig, in einem zweiten Schritt ein angemessenes Ausdauertraining zu absolvieren.

Laufen, ohne zu schnaufen – eine wohl gemeinte Devise zur allgemeinen, subjektiven Belastungssteuerung. Gerade bei Einsteigern kann teilweise eine Diskrepanz zwischen aktueller Belastung und individueller Belastbarkeit beobachtet werden. Das Fortbewegungstempo wird nicht selten zu hoch angesetzt und führt dann relativ schnell über Atemnot zum Abbruch der Aktivität. Die ausschließlich funktionsorientierte Ausrichtung des Tuns in Verbindung mit einer unrealistischen Selbsteinschätzung stellt einen der Gründe für die Überforderung dar. Zum anderen lösen ein Partner oder eine Gruppe unbewusst sozialen Druck aus, der eine objektive Wahrnehmung der eigenen Grenzen verzerrt und eine angemessene Reaktion nicht zulässt.

Dabei bedeutet das Laufen, Rad fahren, Wandern im Grenzbereich nicht nur eine unökonomische Belastung mit Gefahren für das Herz-Kreislauf-System und den Bewegungs- und Stützapparat, sondern auch ein Mehrverbrauch von Sauerstoff durch den übermäßigen Einsatz der Atemhilfsmuskulatur. In diesem Moment wird viel Energie verbraucht, um Energie herbeizuschaffen. Gesundheitsorientiertes Handeln wird dadurch zum Stress und ad absurdum geführt.

Der Hinweis: »Bewegen Sie sich langsamer« allein ist nur wenig hilfreich, da er als Orientierungsgröße selten das gewünschte Verhalten über einen längeren Zeitraum sicherstellt und im Widerspruch zu den persönlichen Leistungsansprüchen steht. In der sporttherapeutischen Praxis werden deshalb verschiedene Hinweise und Methoden zur Belastungssteuerung eingesetzt.

Neben der Pulsfrequenzmessung als Methode der Wahl kann die gezielte Wahrnehmung und Kontrolle der Atmung eine wichtige Rolle bei der Belastungssteuerung einnehmen. In der Literatur finden sich dazu vielfältige Hinweise:

1. »Laufen« ohne zu schnaufen, kann gleichbedeutend gesehen werden mit der Aufforderung, sich so zu belasten, dass eine Unterhaltung mit dem Partner ohne weiteres möglich wäre.

2. Die Gefahr einer Überforderung wird als gering angesehen, wenn die körperliche Anforderung über eine reine Nasenatmung bewältigt werden kann. Der Übergang zu einer reinen Mundatmung ist dagegen ein Indiz für eine Zunahme der Belastung. Die Umschal-

tung von Nasen- auf Mundatmung tritt reflexartig auf. Ein Grund für diese Reaktion ist der erhöhte nasale Widerstand, dem im Sport inzwischen durch den Einsatz von Nasenpflastern begegnet wird. Außerdem kann über Mundatmung mehr Kohlendioxid abgeatmet werden, um letztlich die Neutralisierung des Stoffwechselendproduktes Laktat (Milchsäure) zu erreichen. Mit Hilfe der Laktatproduktion ist der Mensch in der Lage, bei hohen Belastungen in bescheidenem Umfang Energie bereitzustellen. Übersteigt jedoch die Konzentration bestimmte Werte, kommt es in Abhängigkeit vom Trainingszustand zum Abbruch der Aktivität.

3. Speziell beim Laufen kann auf einen schrittfrequenzabhängigen Atemrhythmus zurückgegriffen werden. Die Anwendbarkeit dieser Methode ist dabei begrenzt, da sie nicht auf jede Laufstrecke übertragen werden kann. Bei einem profilierten Gelände ist es schwierig, anhand dieser Methode die Belastung zu steuern. Bei ebenen Wegen dagegen führt Laufen im Vier-Schritt-Atemrhythmus (vier Schritte ein- vier Schritte ausatmen) vor allem bei Neulingen und älteren Menschen zu keinen nennenswerten Überforderungen. Ein Lauftempo, welches nur mit dem Drei-Schritt-Atemrhythmus zu bewältigen ist, setzt gewisse konditionelle Grundlagen und Trainingserfahrung voraus.

4. Eine Atemfrequenz von 35 Atemzügen pro Minute stellt die Obergrenze bei Ausdauerbelastungen dar.

> **Hinweis: Bei vorhandenen internistischen Grunderkrankungen, die eine ärztliche Belastungslimitierung erfordern, gelten selbstverständlich die vom Arzt festgelegten Belastungsgrößen (Pulsgrenze).**

Eine unmittelbare Übertragung dieser atembezogenen Hinweise auf alle Ausdauersportarten ist nicht möglich. Im Schwimmen ist die Atmung immer streng gekoppelt mit dem jeweiligen Armzug der Stilart. Beim Brustschwimmen wird pro Armzug einmal geatmet (Ein-Armzug-Atemzug-Rhythmus). Beim Kraulschwimmen ist das Verhältnis von Armzug zu Atemzug abhängig vom Schwimmtempo. Je höher die Schwimmgeschwindigkeit, umso häufiger wird geatmet, in der Regel in einem Zweier-Rhythmus. Um einen einseitigen Bewegungsablauf zu vermeiden, empfiehlt es sich, regelmäßig die Atemseite zu wechseln oder in einem Dreier-Rhythmus zu schwimmen.

Gegenüber den anderen Ausdauersportarten bietet das Schwimmen noch weitere atemfördernde Aspekte, die auch beim Vorliegen von Atemwegserkrankungen von hohem therapeutischen Nutzen sein können. In Bauchschwimmlage erfolgt die Einatmung aktiver, da der Wasserdruck, der auf dem Brustkorb lastet, zu überwinden ist. Dieser Druck wiederum unterstützt zwar die Ausatmung, die aber dennoch aktiv gestaltet werden muss, um entsprechend die Ausatemluft in das Wasser abzugeben.

Im Sinne eines gesundheitsorientierten Ausdauertrainings reicht es völlig aus, sich auf niedrigem bis mittlerem Belastungsniveau zu bewegen. Lieber **m**oderat, **a**ber **l**ang als kurz und schnell. Gerade dieses **MAL**-Prinzip führt letztendlich

- zu einer Verbesserung der Atemkapazität,
- zu einem Training des Herz-Kreislauf-Systems,
- zu einer Aktivierung des Fettstoffwechsels und
- zu einer Stabilisierung des Immunsystems.

Bei einer derartigen Trainingsgestaltung ist es möglich, psychische Effekte zu nutzen. Ausdauertraining wird zum Entspannungstraining, da mehr Zeit und Gelöstheit zur Wahrnehmung und Beobachtung der Natur zur Verfügung steht. Über diese zusätzliche intensive, fast meditative Sinneswahrnehmung gerät das Ausdauertraining zu einem ganzheitlichen Gesundheitstraining.

»Laufen« Sie Ihrem Atem nicht davon, Sie benötigen ihn noch!

Im Rahmen der Gymnastik oder des Muskeltrainings wird ohne besondere Hinweise wenig auf die Atmung geachtet. Pressatmung bestimmt überwiegend das Training. Bei relativ schnell wechselnder Belastungsfolge kommt es dann nicht selten zu ersten Anzeichen von Hyperventilation. Um die negativen Begleiterscheinungen der Pressatmung zu vermeiden, sollten bei Übungen die Wiederholungszahlen und die Gewichte so gewählt werden, dass sie bei flacher, aber gleichbleibender Atmung bewältigt werden können. Ein Training unter diesen Vorgaben entspricht einem extensiven Kraftausdauertraining, d. h. viele Wiederholungen, kürzere Pausen. Bei Belastungen, die eine Pressatmung provozieren, etwa das Anheben von schweren Gegenständen im Alltag, empfiehlt es sich, nur kurz die Luft anzuhalten und während des weiteren Hebevorganges und der nachfolgenden Tragebewegung oder Haltearbeit auszuatmen bzw. flach weiter zu atmen. Bei allzu schweren Lasten ist es günstig, eine zweite Person hinzuzuholen. Über das nachfolgende kleine Kräftigungsprogramm können Muskeln trainiert werden, die bei entsprechendem Trainingszustand auf direktem oder indirektem Weg die Atemarbeit unterstützen und entlasten.

Atemrelevantes Kräftigungsprogramm

Oberschenkelmuskulatur

Kniebeuge im hüftbreiten Stand, Arme leicht nach vorne gedreht (Abb. 120, 121).

Atemrelevanz:
Eine ausreichende Kraft in der Oberschenkelmuskulatur erlaubt eine rückenfreundliche und pressatmungsfreie Hebetechnik.

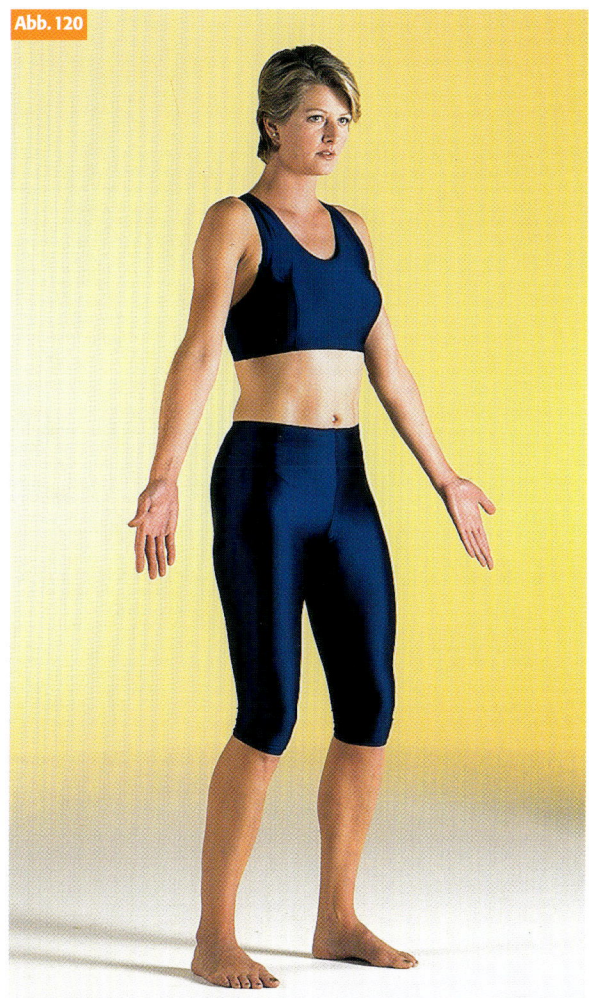

Abb. 120

Abb. 121

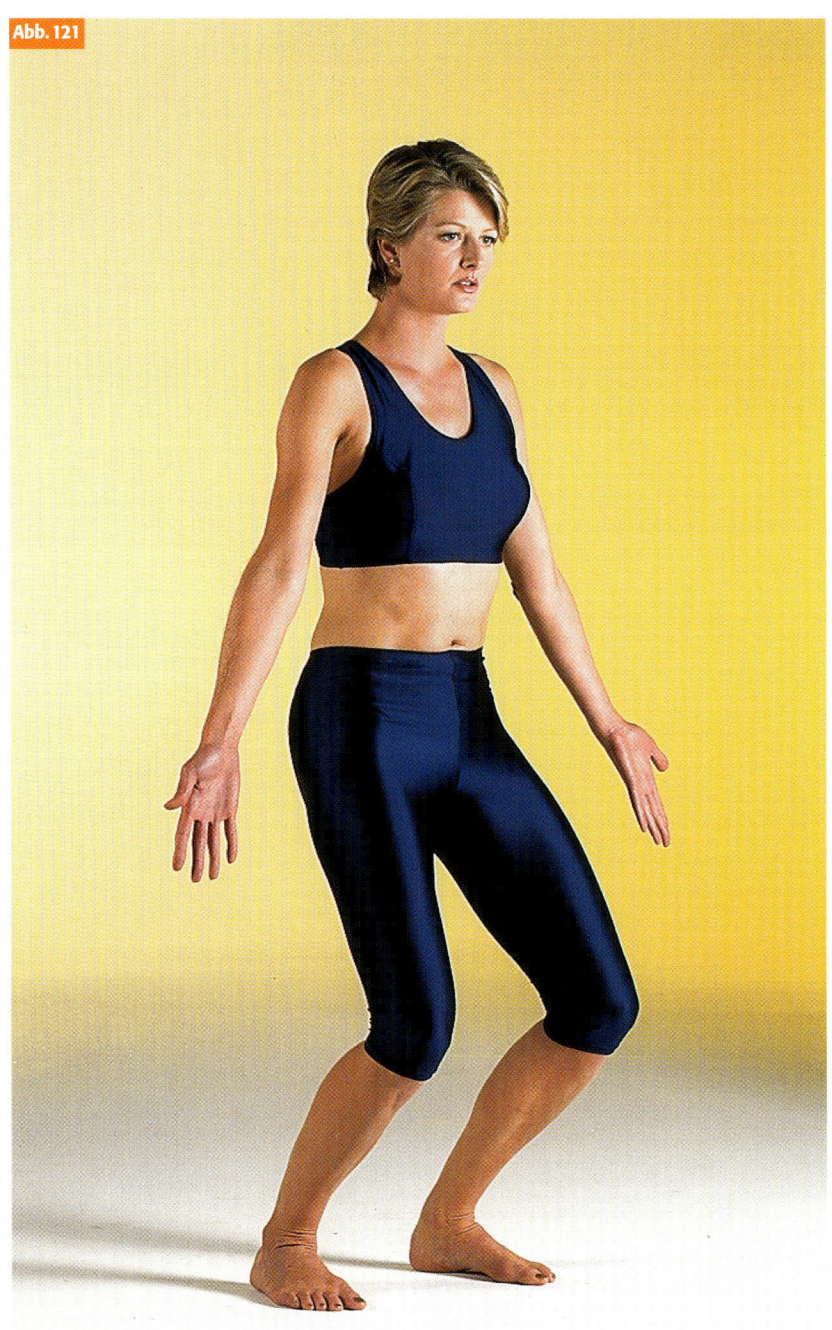

Rücken- und Gesäß-muskulatur

In Rückenlage, die Beine angestellt (Abb. 122). Sie heben langsam das Becken an und halten die Spannung kurz in der schiefen Ebene (Abb. 123).

Spannung wieder lösen und wieder aufbauen.

Atemrelevanz:
Eine aufrechte Haltung der Lenden-wirbelsäule macht eine tiefere Atmung möglich.

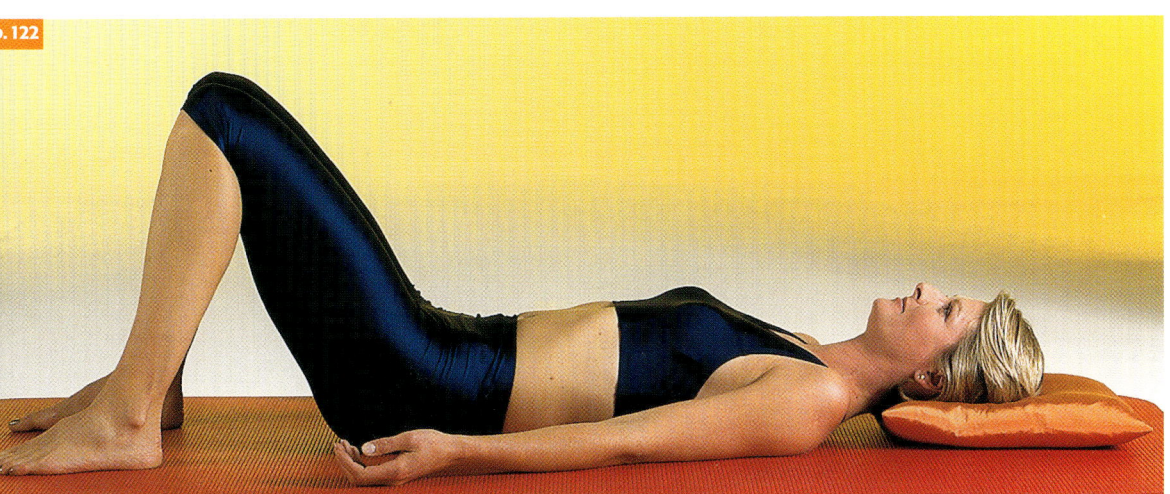
b. 122

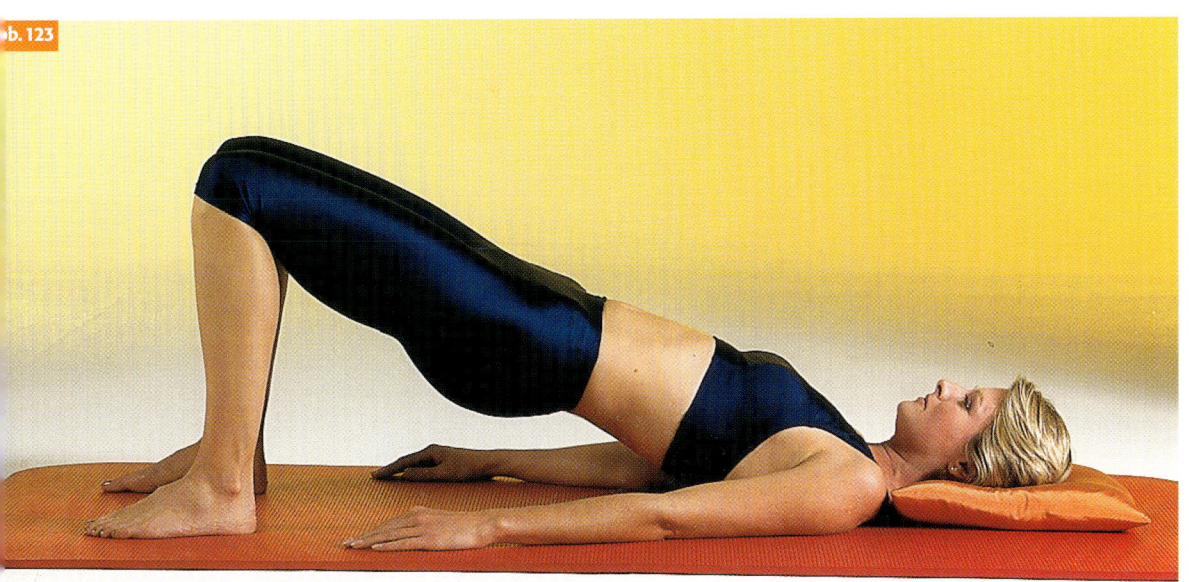
b. 123

Schulterblattmuskulatur

In Bauchlage, Arme in U-Halte anheben (Abb. 124, 125). Kissen zur Entlastung der Lendenwirbelsäule unterlegen.

Atemrelevanz:
Eine aufrechte Körperhaltung im Brust- wirbelsäulenbereich unterstützt die Atmung.

Bauchmuskulatur

In Rückenlage während des Ausatmens diagonal mit der Hand gegen den Oberschenkel drücken (Abb. 126). Beim Einatmen Spannung nachlassen (Abb .127). Der Kopf geht mit der Bewegung mit; bei Beschwerden an der Halswirbelsäule den Kopf liegen lassen.

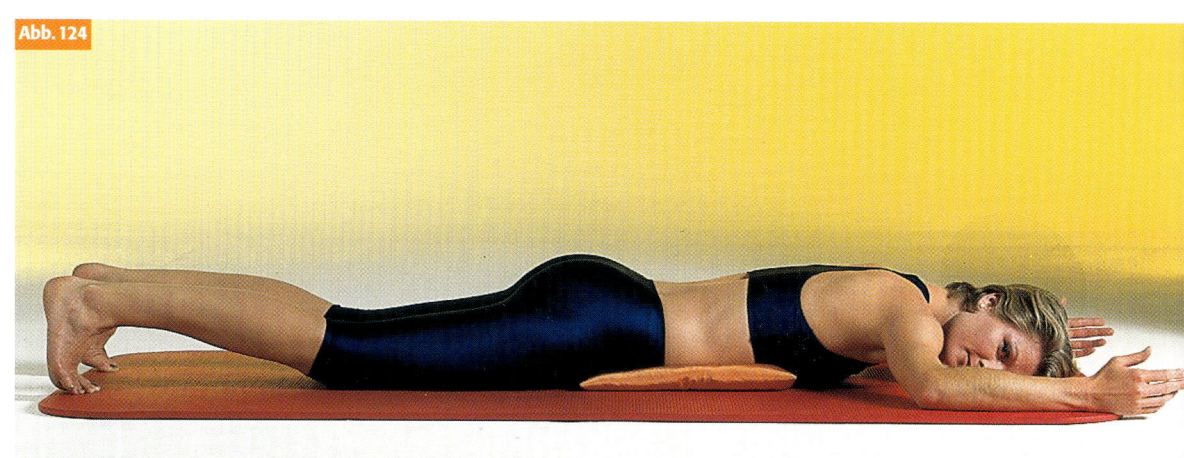

Abb. 124

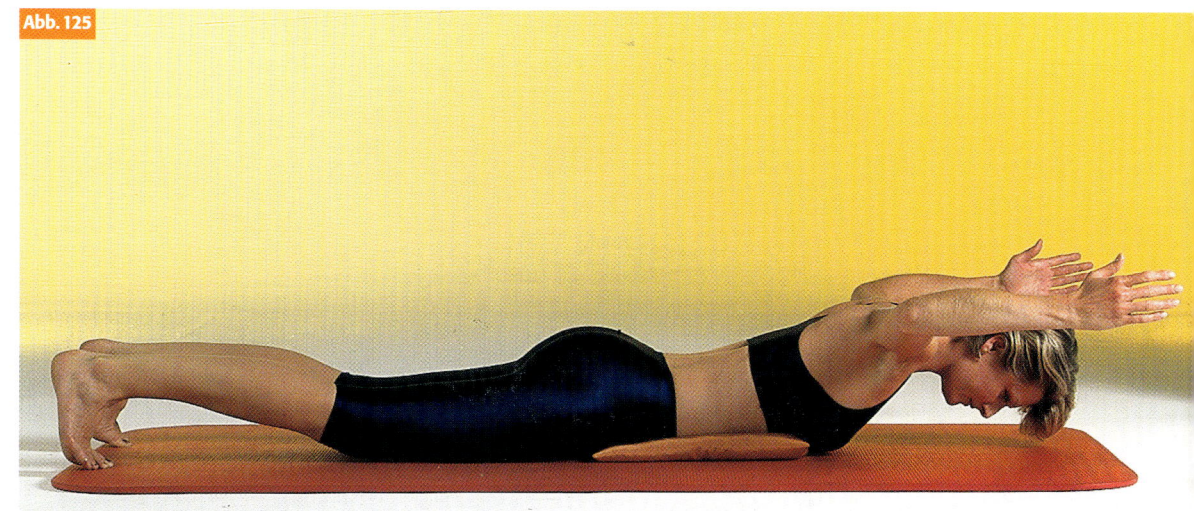

Abb. 125

Atemrelevanz:

Die Bauchmuskulatur stellt zum einen den Gegenspieler zum Zwerchfell dar. Zum anderen fixiert sie die unteren Rippen für eine günstigere Brustkorbentfaltung.

Hinweise:
- Üben Sie im Atemrhythmus.
- Günstig ist es, bei Anstrengung auszuatmen und bei Entlastung einzuatmen.
- Führen Sie pro Übung erst 8, dann 15 Wiederholungen durch.
- Sie sollten sich nach 2–3 Durchgängen etwas angestrengt fühlen.

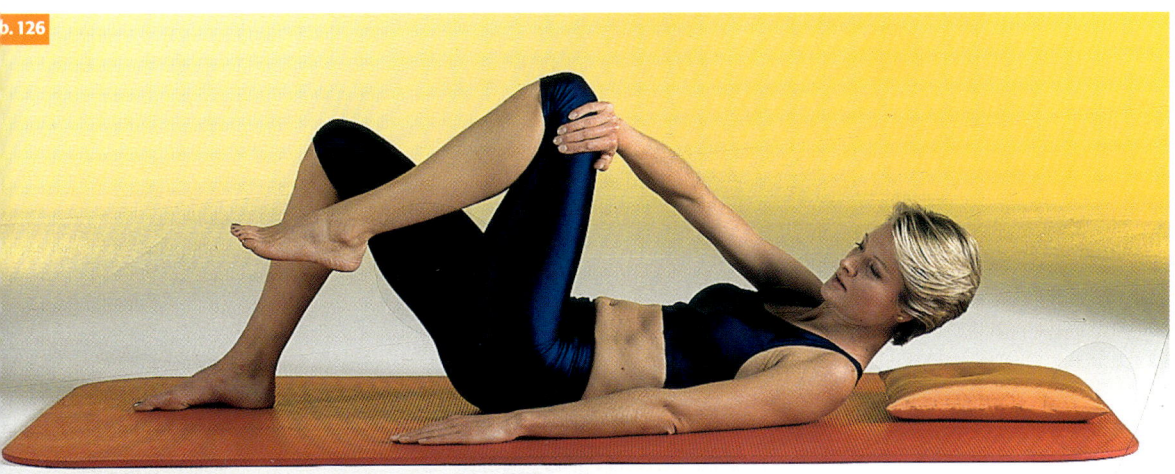

b. 126

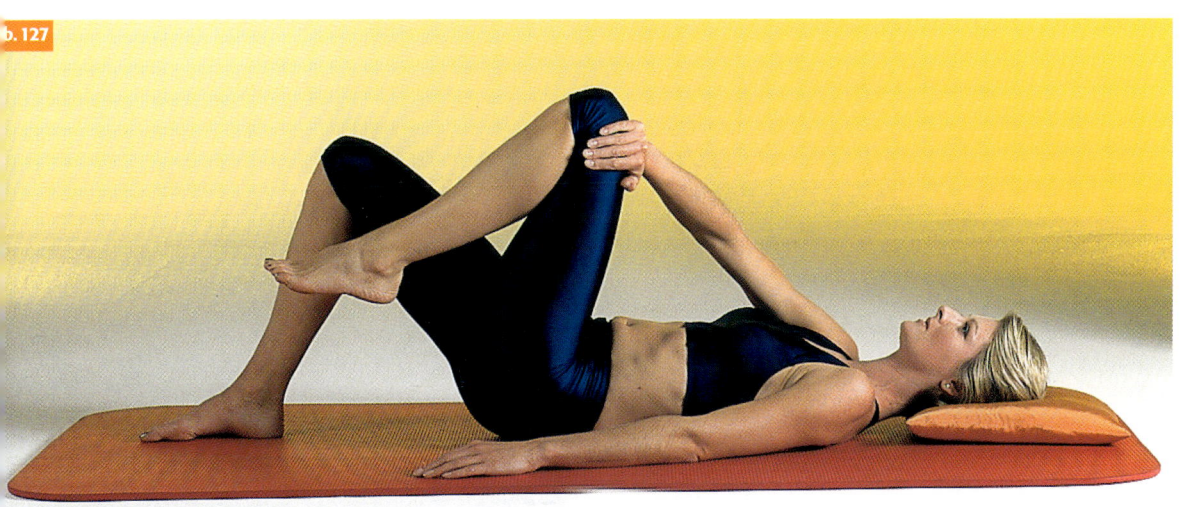

b. 127

Ausblick

»Man kann den Menschen nichts beibringen.
Man kann ihnen nur helfen, es in sich selbst zu entdecken.«

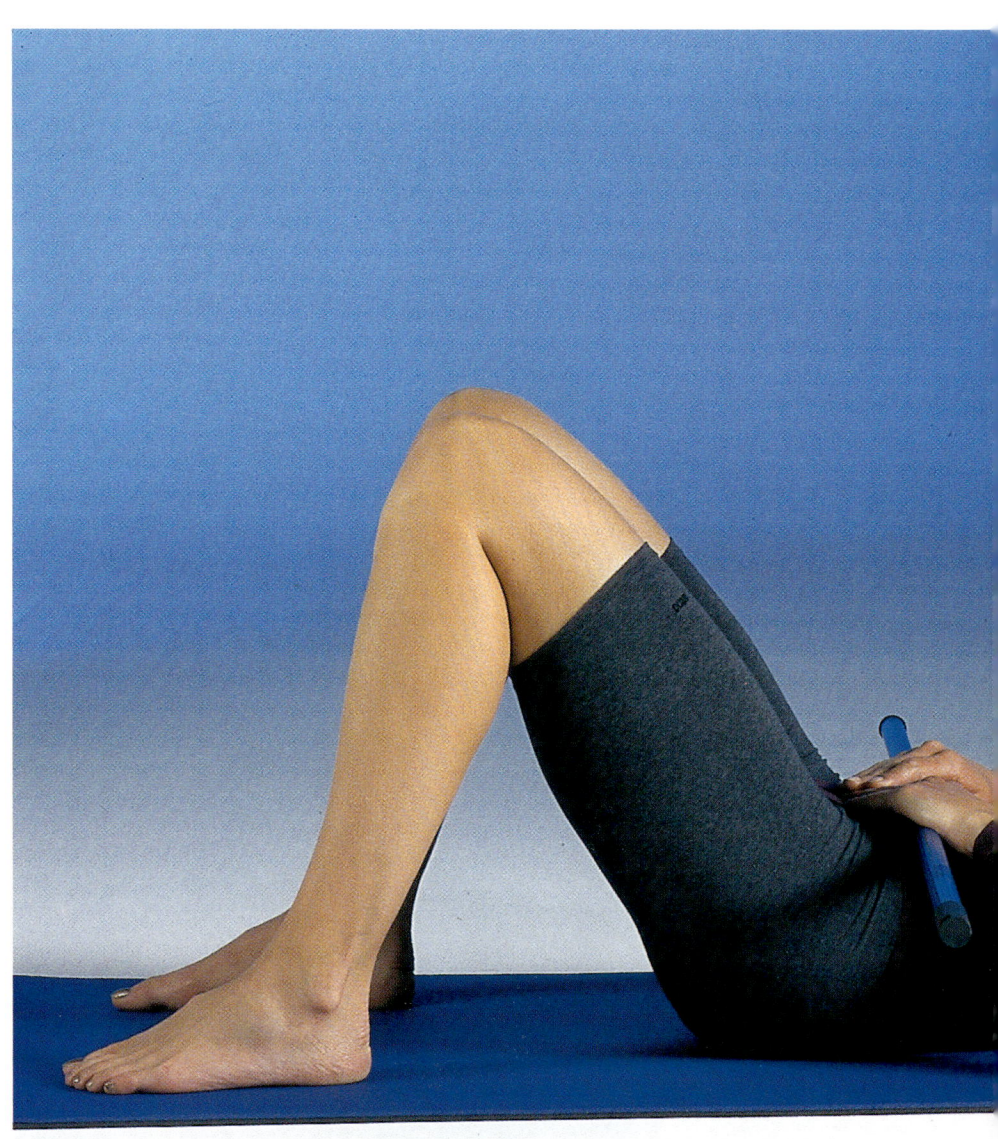

Dieses Zitat von Galileo Galilei beschreibt treffend die Atemarbeit. Atmen kann man nicht lernen, Atmen muss entdeckt werden. Auch die Atemübungen führen nur kurzfristig zu Änderungen. Erst wenn der Mensch bereit ist, sich selbst langfristig zu ändern, findet der Atem wieder seine Natürlichkeit und Gelassenheit, der Mensch Ruhe und Gleichgewicht.

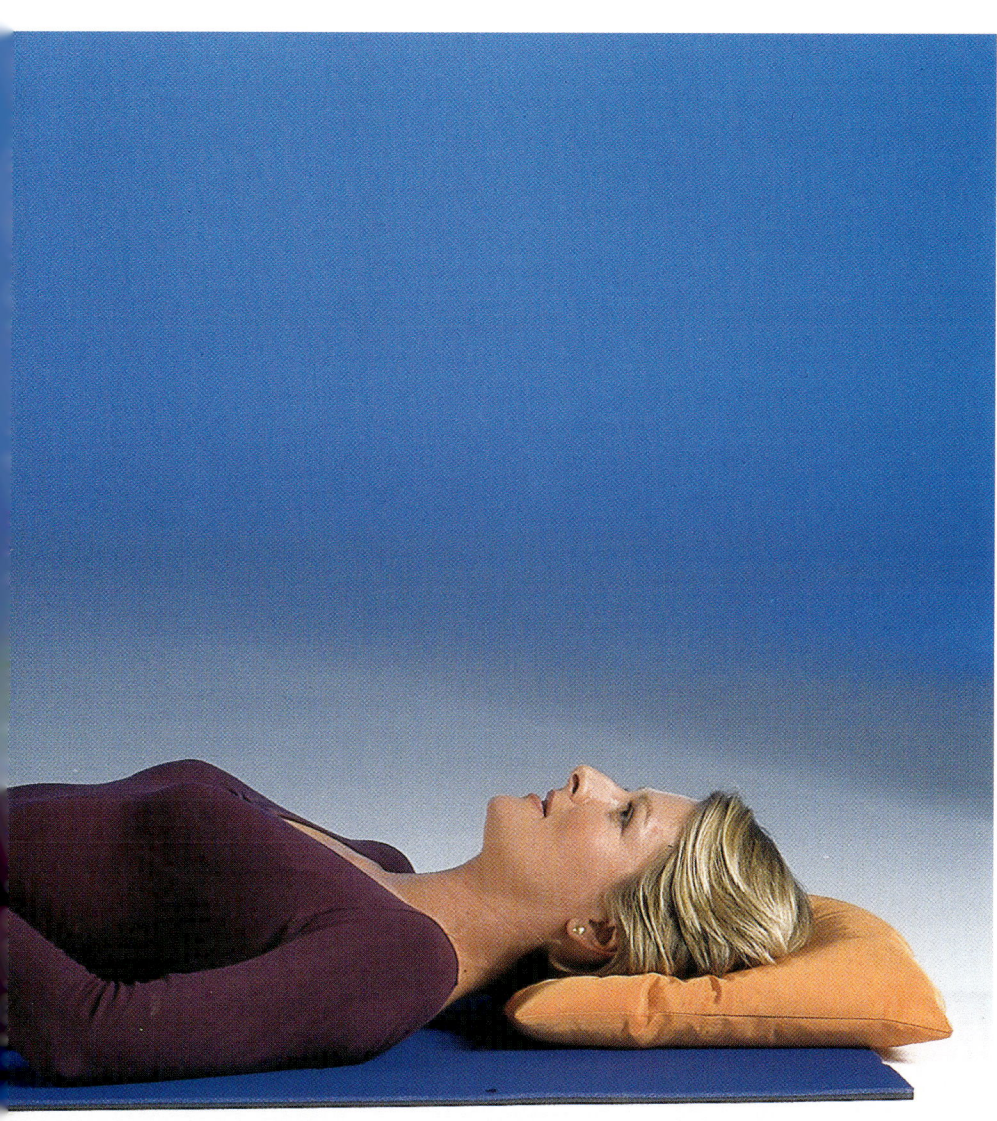

Die sanften Fitnessprogramme

BLV aktiv + gesund
Heike Höfler
Die Nackenschule
Durch gezielte Entspannung
Nackenbeschwerden vorbeugen:
einfache Übungsprogramme zur
Kräftigung von Kopf-, Hals- und
Schultermuskulatur und zur
Linderung bereits bestehender
Beschwerden.

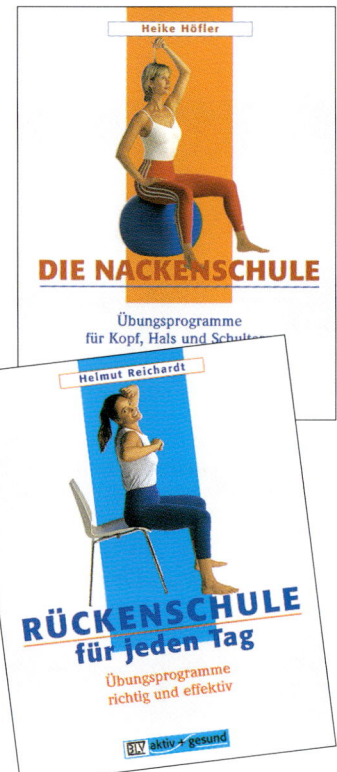

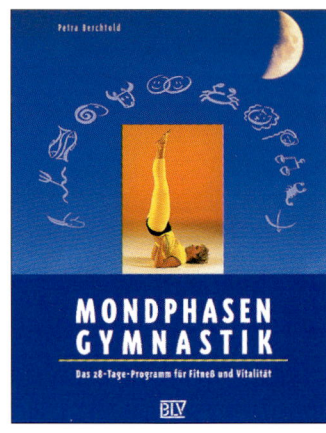

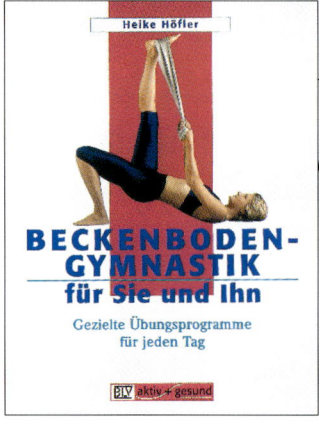

Petra Berchtold
Mondphasen-Gymnastik
Das 28-Tage-Programm für
Fitness und Vitalität:
Grundkenntnisse über Mond-
rhythmen, Atem- und Ent-
spannungsübungen, Gymnastik,
Anleitungen zur Akupressur
und zu positivem Denken – mit
speziellen Trainingsprogrammen
nach dem Stand des Mondes
in den Tierkreiszeichen.

BLV aktiv + gesund
Heike Höfler
**Beckenbodengymnastik
für Sie und Ihn**
Für Frauen und Männer aller
Altersgruppen: Übungsprogramme
zur Kräftigung der Beckenbodenmuskulatur bei Rückenbeschwerden,
bei Haltungsproblemen, zur Steige-
rung der sexuellen Empfindungs-
fähigkeit, nach Operationen und
vieles mehr.

BLV aktiv + gesund
Helmut Reichardt
Rückenschule für jeden Tag
In Beruf und Alltag den Rücken
schonen und Verspannungen
vorbeugen: Übungsprogramme
zur Dehnung, Kräftigung und
Entspannung der Rückenmus-
kulatur – überall mit einfachen
Hilfsmitteln durchführbar.

BLV aktiv + gesund
Helmut Reichardt
Schongymnastik
Übungsvorschläge und Trainings-
programme für eine funktionelle
Gymnastik, die Gelenke, Bänder
und Muskeln schont; Linderung
von Alltagsbeschwerden, Vor-
beugung einseitiger Belastungen
im Leistungssport.

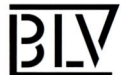